内視鏡の名医が教える

大腸健康法

西野晴夫
鈴木康元
松生恒夫

二見レインボー文庫

はじめに

私たちの専門は大腸です。なかでも内視鏡による診断、検査、治療を得意分野にしており、大腸の病気をいかに早く発見し、治していくかを最大の目標としています。

これまでに、3人合わせてじつに20万件（西野8万件、鈴木7万件、松生5万件）の大腸内視鏡検査をおこなってきました。

日々の診療をつづけるなかで、とくに近年、日本人の腸に大きな異変が起きていると、危機感を覚えることが多くなりました。

まず、腸の不調を訴える人が非常に増えました。若い方から高齢者まで、「便秘でおなかが張る」「下痢をくり返す」「血便や下血が起こる」など、さまざまな症状で外来にやってきます。

こうした患者さんからは、潰瘍性大腸炎、クローン病などの炎症性腸疾患が見つかることがあります。大腸がんも例外ではなく、統計が示すように、年々増えていることを実感します。また、中年以降の方たちには、虚血《きょけつ》性大腸炎や大腸憩室《けいしつ》なども数多く見られます。

このような病気を発見するたびに、私たちが思うことは、

「もっと早く受診してほしかった」

「一度でいいから、大腸内視鏡検査を受けてほしかった」

ということです。

潰瘍性大腸炎やクローン病は、早期発見できれば薬で症状をコントロールでき、健康な人と同じように仕事もバリバリとこなせます。

また、大腸がんの原因となるポリープは40代から増えますので、40代で一度、大腸内視鏡検査を受けるようにすれば、大腸がんで命をうばわれる恐れはぐんと減ると思われます。

さらに、腸の病気を防ぐには、大腸内視鏡検査とともに、日々の食生活が非

常に大事です。食べ物が腸にどのように働き、影響をおよぼすかを知れば、一食でもおざなりにはできません。

腸は、食べ物を消化・吸収し、残渣《ざんさ》（残りかす）を排出する「排泄」の役割を担っています。さらに、腸には全身の免疫の60％以上が存在し、外部から侵入する病原菌を見つけて排除するなど、健康を保つうえで欠かせない重要な機能が備わっています。

こうした「体の機能のかなめ」ともいえる腸の不調は、**全身の不調につながり、日々の生活に大きな支障が出てきます。**

また、腸には独自の神経ネットワークがあり、腸で感じた不調は脳に伝わります。これからは、ますます腸の重要性が見直されるでしょう。

こうした背景から、私たちは、患者さんに腸の健康管理を積極的にすすめています。

具体的には「大腸内視鏡検査」と「食事療法」です。この2つは両輪であり、

どちらが欠けても腸を守ることはできません。
大腸内視鏡検査で定期的に腸の健康状態をチェックすること、さらに、腸の機能を最大限に働かせるために、腸によい食事をとり入れることで、腸の病気とはほぼ無縁の生活を送ることができるでしょう。

私たちは、東京慈恵会医科大学の先輩後輩としてともに学び、卒業後も、まだ大腸内視鏡がほとんど知られていなかった時代からこの検査を取り入れてきた松島クリニック（横浜市）でともに働きました。

その後、西野と鈴木は松島クリニックにとどまり、松生は東京・立川市に松生クリニックを開業と道を分かちましたが、大腸の専門医としての思いは同じです。

本書は、西野と松生が共著で出版した書籍に、新たに第57回日本消化器がん検診学会大会会長でもある、松島クリニック診療部長の鈴木を加え、現在の状況に合わせて大幅に加筆修正をして文庫にまとめたものです。

本書では、私たちが患者さんに指導している実際の方法を紹介しています。
腸を健康に保つことが、皆さんの健康づくりにつながることを確信しており、本書がそのお役に立つことができれば幸いです。

西野晴夫
鈴木康元
松生恒夫

【目次】

第2章

大腸がんを防ぐには検査がカギ

第3章

40代になったら大腸内視鏡検査

第4章 大腸内視鏡検査で見つかる腸の病気

第5章 腸の不調を自分で治す

第6章 腸をよくする食べ物・食べ方

第1章

腸の病気や不調が激増している

大腸がんに罹患した人は40年で約8倍

近年、日本人の腸に大きな異変が起きています。

「週に1回しかお通じがない……」

「下剤を50錠飲まないと排便できない……」

「ほぼ毎日下痢が続いている……」

「いつもおなかが張って苦しい……」

こんな驚くような腸の不調を訴える人が、私たちのクリニックにはたくさん来院されます。

私たちのクリニックは大腸内視鏡の専門施設なので、腸の異変は実際に内視鏡によって確認できます。象徴的なのが大腸がんです。昔は日本人にはあまりみられないがんでしたが、これを大腸内視鏡検査で目にする機会はいまではめずらしくなりました。

大腸がん罹患数の推移

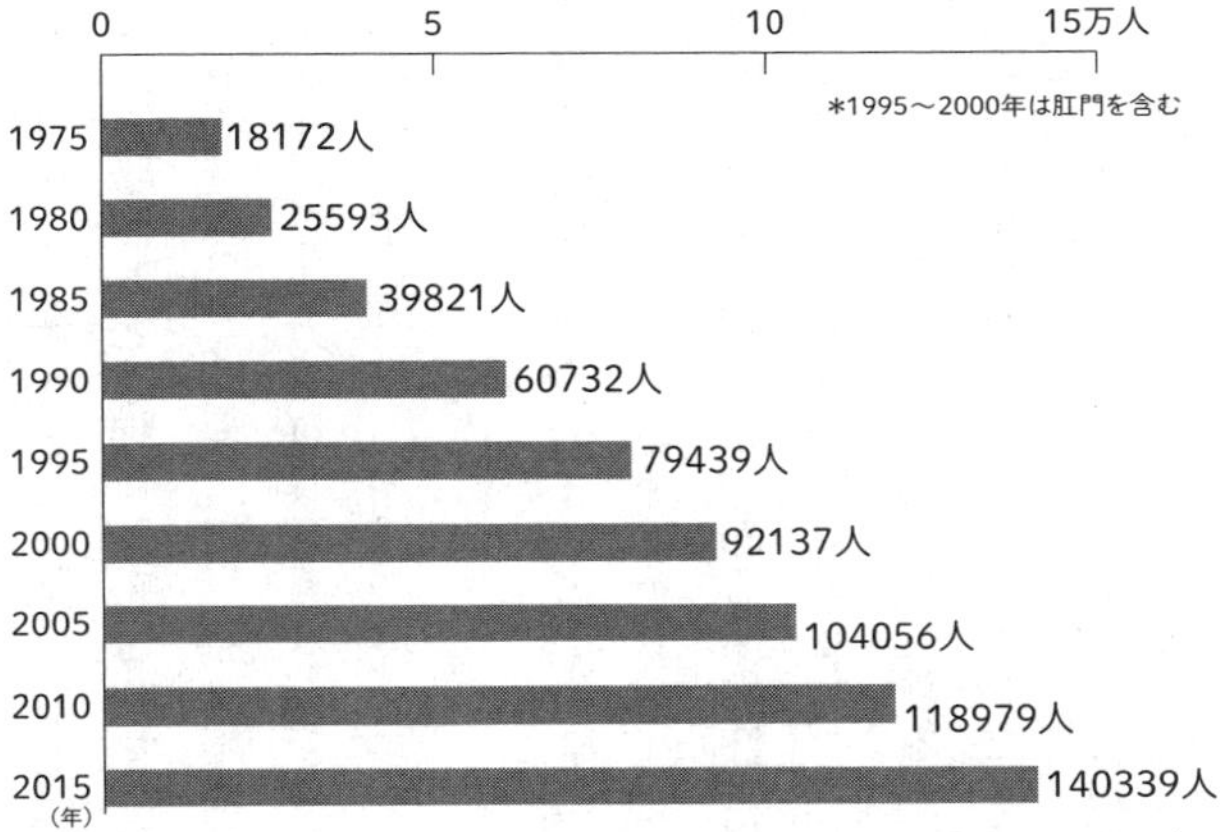

(出典:国立がん研究センターがん情報サービス「がん登録・統計」)

国立がん研究センターがん情報サービス「がん登録・統計」（15ページ参照）によれば、結腸がんと直腸がんを合わせた大腸がんに罹患している人は男女合わせて約14万人（2015年）で、年々増えています。

1975年には1万8000人ほどでしたから、この40年で7・7倍に増えたことになります。

潰瘍性大腸炎とクローン病も激増中

原因不明の炎症性腸疾患である潰瘍性大腸炎とクローン病も、1980年以前の日本には非常に少ない病気でしたが、ここ40年余りで激増しています。

17ページの医療受給者交付件数をみると、潰瘍性大腸炎は毎年1万～1万5000人ずつ増えていて、登録患者数だけでも2017年には12万8734人の患者さんがいます。クローン病は毎年1500～2500人ずつ増えていて、4万1068人（2017年）の患者さんがいます。

潰瘍性大腸炎とクローン病の医療受給者交付件数の推移

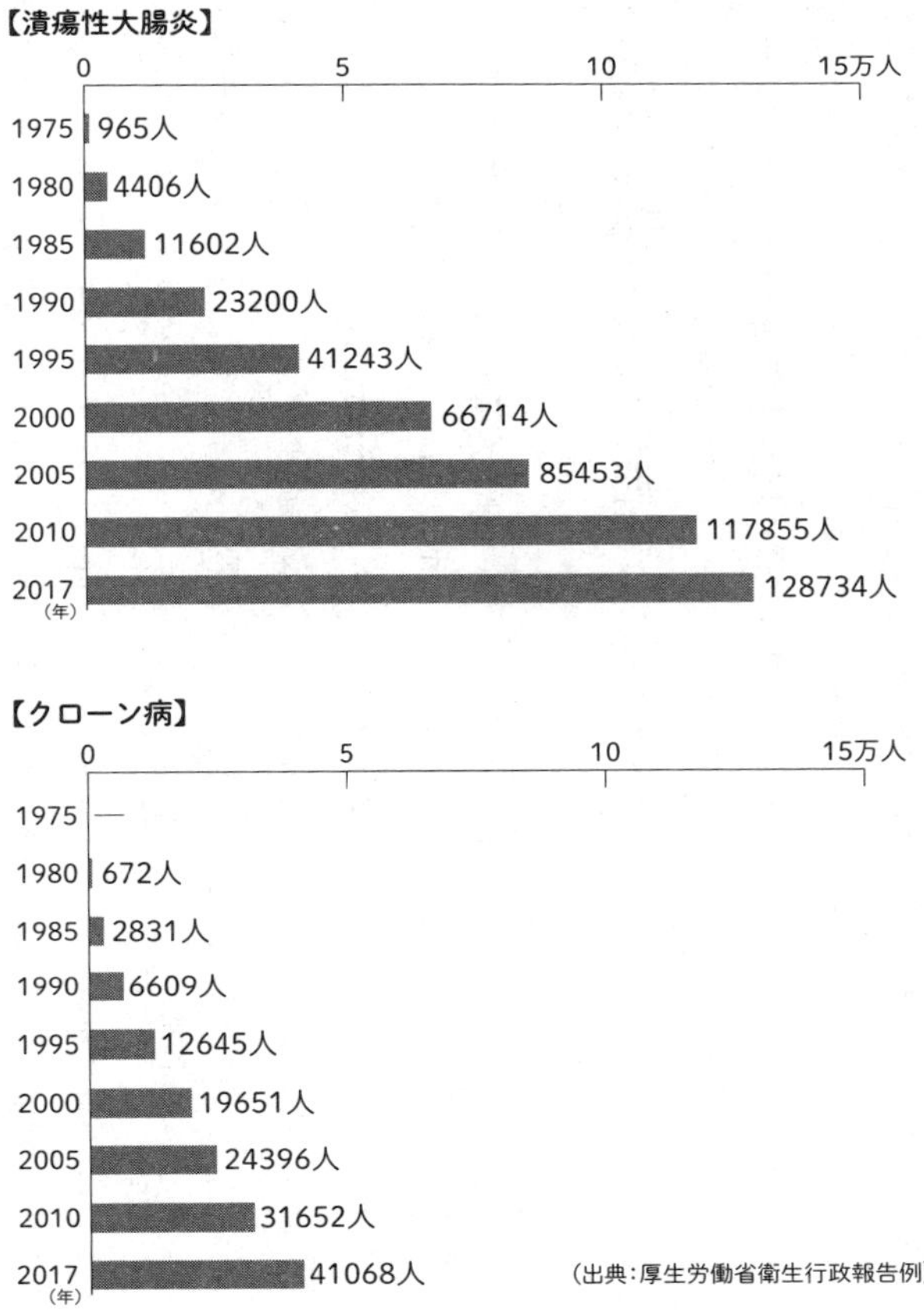

（出典：厚生労働省衛生行政報告例）

潰瘍性大腸炎の発症のピークは男性は20～24歳、女性は25～29歳で、近年は高校生の患者さんもみられるなど、若い方がなりやすい病気です。クローン病も10～20代に集中しています。とはいえ、炎症性腸疾患は高齢者にも比較的多く発症します。

どちらも、腸の粘膜にびらんや潰瘍などの炎症が起こって下痢や下血をくり返す病気です。国の難病に指定されていて、まだ決定的な治療法はありませんが、生物学的製剤（レミーケード®、ヒュミラー®）などによって、現在は症状のコントロールがよくできるようになってはきています。

慢性的な便秘や下痢に悩まされる人も

２０１６年の国民生活基礎調査（厚生労働省）では、人口１０００人あたり、女性で45・７人、男性で24・５人の人が「便秘である」と回答しています。単純に計算すると、およそ４５０万人が便秘ということになりますが、恥ずかしがって本当のことをいわない方や、自分が便秘であるという自覚がない方も少なくないですから、実際にはこの1・5倍、675万人くらいの方が便秘ではないかと推測しています。

さらに、下痢や軟便がおさまらない、通勤通学途中でおなかが痛くなってトイレに駆けこむのをなんとかしたい、とクリニックを受診する方も目立ちます。なかには慢性的な下痢が6カ月以上継続する「過敏性腸症候群（下痢型）」ではないかと心配する方もいますが、多くの場合は、過敏性腸症候群と似ているものの、症状がもっと軽い「機能性下痢」やそのほかの病気です。

治療では下痢を抑える薬とともに、食事やストレスのコントロールを指導することが大事になってきます。

日本人の腸はなぜ悪化してきたのか？

腸がここまで悪化してきた原因には、「腸に悪い食事」「腸のリズムを乱す生活」「ストレスの多い毎日」「運動不足」の4つが考えられます。

①腸に悪い食事

戦後、とくに1960年代半ばから、日本人の食生活は欧米型へと大きく変化しました。肉類、牛乳などの乳製品、ヨーグルトなどの動物性乳酸菌を多く食べるようになり、その結果として、食物繊維や植物性乳酸菌の摂取量が減りました。

野菜や海藻、穀物などに多く含まれる食物繊維は、便の量を増やして排便をうながします。漬け物やみそなどに多い植物性乳酸菌は、腸内細菌のバランスをととのえます。

肉類や乳製品を多く食べ、野菜、海藻、漬け物など昔ながらの日本食を食べることの少ない方は要注意です。

②腸のリズムを乱す生活

健康のためには生活のリズムを整えることが大切なように、腸にもリズムが大切です。

腸のリズムをこわすのは、「朝寝坊、朝食抜き、不規則な食事時間、夜遅い食事、便意のがまん、夜ふかし」など。こういう不規則な生活を送っていると、腸はどんどん悪くなっていきます。

③ストレスの多い毎日

腸は、腸自体に備わっている「腸神経」と、交感神経・副交感神経からなる「自律神経」の2つによって動いています。

強いストレスがかかると、腸神経叢《そう》は知覚過敏を起こし、便を押し出すぜん動運動が過敏になりすぎて、下痢につながります。また、自律神経では、体を緊張状態にすると交感神経が優位になります。腸をリラックスさせてスムーズな排便をうながすのは副交感神経のほうなので、交感神経が優位になると腸の働きは鈍くなり、便秘につながります。

ストレスが少ない状態では、腸神経叢と自律神経はバランスをとりながら働いていますが、強いストレスでバランスがくずれると、腸の動きに悪影響が出てきます。

④運動不足

体を動かす機会が少ない人は、腸の動きも悪くなります。ぜん動運動もスムーズに起こりにくくなり、便秘や腹部膨満感などにつながります。

また、近年、メタボリックシンドロームが大腸がんの発症リスクになるという研究発表もあります。運動不足は、肥満や生活習慣病の原因になるだけでなく、腸の健康にも悪いのです。

第5章でくわしく説明しますが、腸は食べ物の消化・吸収、体にたまった老廃物の排泄だけでなく、腸管に備わっている免疫機構で病原菌やウイルスから体を守る役目もしています。

つまり、体を健康に保つための大事な役割を担っているのが腸であり、この腸が危険にさらされているということは、非常に深刻です。

では、腸の状態を良好に保つためにはどうすべきかというと、方法は2つあります。

ひとつは「(病変がなければ5年ごとに)大腸内視鏡検査をきちんと受けて、病気の早期発見、予防に努めること」、もうひとつは「腸をよくする健康的な生活(とくに食事)をすること」です。

まずは腸の病気の早期発見にすぐれた検査を受けて、腸に病気や異常がないことを確認し、そのうえで、腸の健康にいい生活を送る(とくに腸の健康にいい食事をとる)、ということです。腸にすでに病気や異常があるのをほうっておいては、腸にいい食事をいくらとっても、手遅れになることもありえます。

長年、患者さんにこれらの指導を実施してきた結果、きちんと守っていただいている方は、じつに健康的で、高齢になっても病気とは縁のない生活を送られています。

検査と生活——これは腸を守るうえで必要な車の両輪です。どちらが欠けても、方法として十分ではないのです。

第2章

大腸がんを防ぐには検査がカギ

5万人以上が大腸がんで亡くなっている

国立がんセンターでは、大腸がんが増えはじめたころから、「近い将来、大腸がんが死亡率の上位になる」と予想していましたが、予想よりもはるかに早いスピードで増えています。いまや大腸がんは、私たちにとって非常に身近な病気になっています。

2017年には、5万6 8 1人の方が大腸がんで亡くなりました。1 9 5 5年には4 2 0 0人程度でしたから、60年余りでじつに12倍以上に増加したことになります。男女の内訳は、男性が2万7 3 3 4人、女性が2万3 3 4 7人です（27ページ、厚生労働省「人口動態統計」）。

部位別のがん死亡数をみると、男性では、肺がん、胃がんに次いで大腸がんは第3位、女性では2 0 0 3年に胃がんを抜いて第1位となって以来、その状態がつづいています。

おもながんによる死亡数の推移

	部位	1955年	1965年	1975年	1985年	1995年	2005年	2017年
男	大腸	2079	3265	5799	10112	17312	28196	27334
	胃	22899	28636	30403	30146	32015	32643	29745
	肝臓	4877	5006	6677	13780	22773	23203	17822
	肺	1893	5404	10711	20837	33389	45189	53002
女	大腸	2160	3335	5654	8926	13962	18684	23347
	胃	14407	17749	19454	18756	18061	17668	15481
	肝臓	3700	3499	3696	5192	8934	10065	9292
	肺	818	2321	4048	7753	12356	16874	21118
	乳房	1572	1966	3262	4922	7763	10721	14285
	子宮	7289	6689	6075	4912	4865	5381	6611

（人）

おもながんによる死亡率の推移

	部位	1955年	1965年	1975年	1985年	1995年	2005年	2017年
男	大腸	4.7	6.8	10.6	17.1	28.4	35.9	36.5
	胃	52.2	59.4	55.6	51.1	52.6	53.0	49.0
	肝臓	11.1	10.4	12.2	23.3	37.4	37.7	29.4
	肺	4.3	11.2	19.6	35.3	54.8	73.3	87.4
女	大腸	4.8	6.7	10.0	14.6	22.0	28.9	36.5
	胃	31.7	35.5	34.4	30.6	28.5	27.4	24.2
	肝臓	8.1	7.0	6.5	8.5	14.1	17.1	14.5
	肺	1.8	4.6	7.2	12.7	19.5	26.1	33.0
	乳房	3.5	3.9	5.8	8.0	12.2	16.6	22.3
	子宮	16.0	13.4	10.7	8.0	7.7	8.3	10.3

（人口10万対）

（出典：厚生労働省「人口動態統計」）

大腸がんは早期発見できれば治るがん

大腸がんは本来、早期に発見して治療をすればほぼ治癒が可能な、比較的たちのいいがんです。

がんの治療開始から5年間生存している人の割合を「5年生存率」といいます。全国がんセンター協議会の加盟施設において、2008〜2010年に診断された約12万件の5年生存率を集計して発表したデータがあります（29ページ参照）。

それによると、胃がんの5年生存率は74・9％、肺がんは43・6％、肝臓がんは36・4％であるのに対し、大腸がんは76・6％と高い値を示しています。同じく全国がんセンター協議会には、病期別に10年生存率を調べたデータ（2002〜2005年初発治療症例）もあります。

これで、部位別死亡数が上位3位の肺がん・胃がん・大腸がんについてみる

主ながんの5年生存率

大腸	76.6%
胃	74.9%
肺	43.6%
肝臓	36.4%

※2008-2010年初発治療症例

主ながんの病期別10年生存率

(%)

	I期	II期	III期	IV期
肺	64.5	27.7	13.1	2.7
胃	89.6	51.5	36.6	5.7
大腸	91.0	79.0	72.6	11.0

※2002-2005年初発治療症例
（出典：全国がんセンター協議会の生存率協同調査）

と、病期がⅠ期では、肺がんは64・5％、胃がんは89・6％、大腸がんは91・0％と比較的どれも良好な成績となっていますが、Ⅱ期になると肺がん27・7％、胃がん51・5％といっきに下がるのに対し、大腸がんは79・0％と高率を維持しています。

Ⅲ期になると、胃がんも36・6％と3分の1程度になるのに対し、大腸がんは72・6％と高率のままです。しかしその大腸がんも、Ⅳ期になると11・0％と激減してしまいます。

これらのデータから、大腸がんは、早期に発見して治療をすれば高確率で治癒が可能ながんであることがわかります。

にもかかわらず、部位別のがん死亡数が女性第1位、男性第3位と上位にあり、年間5万人以上もの人が亡くなっているのはどうしてでしょうか。

それには2つの理由が考えられます。

①大腸がん検診（便潜血検査）を受ける人が少ないこと

②大腸がん検診で陽性になっても、精密検査（大腸内視鏡検査）を受ける人が少ないこと

検診をきちんと受ける人が増えれば、たとえがんがあったとしても、早期に見つけることができ、早期発見ができれば命にかかわることはほぼないといえるのです。

大腸がん検診はどのくらいの人が受けているのか

では、実際に大腸がん検診をきちんと受けている人はどのくらいいるのかみてみましょう。

ある特定の病気を見つけるためにおこなわれる検査が「検診」です。検診には、市町村主体の住民検診のような「対策型検診」と、人間ドックなどの「任意型検診」があり、がんの対策型検診では、胃がん、大腸がん、肺がん、乳が

ん、子宮頸《けい》がんの5つがあります。

大腸がん検診の対象者は40歳以上の男女全員です。スクリーニング（ふるい分け）は便潜血検査（くわしくは43ページ）でおこない、陽性になった人（要精検者）は精密検査を受けます。精密検査の第一選択は大腸内視鏡検査です。

任意型大腸がん検診の場合も、スクリーニングは便潜血検査でおこなうことが多いのですが、最近は大腸内視鏡でおこなうケースも増えてきています。

２０１６年の厚生労働省の調査によれば、**大腸がん検診の受診率は男性44・5%、女性38・5%と半分以下にとどまっています。**厚生労働省が２０１２年に発表した「がん対策推進基本計画」の目標値である50%にもおよんでいません。

また、大腸がん検診を受けた人のうち陽性になった人の割合は約7%です。そのなかで、**きちんと精密検査（大腸内視鏡検査）を受けた人も70・1%にとどまっています**（厚生労働省、２０１７年）。

大腸がん検診の流れ

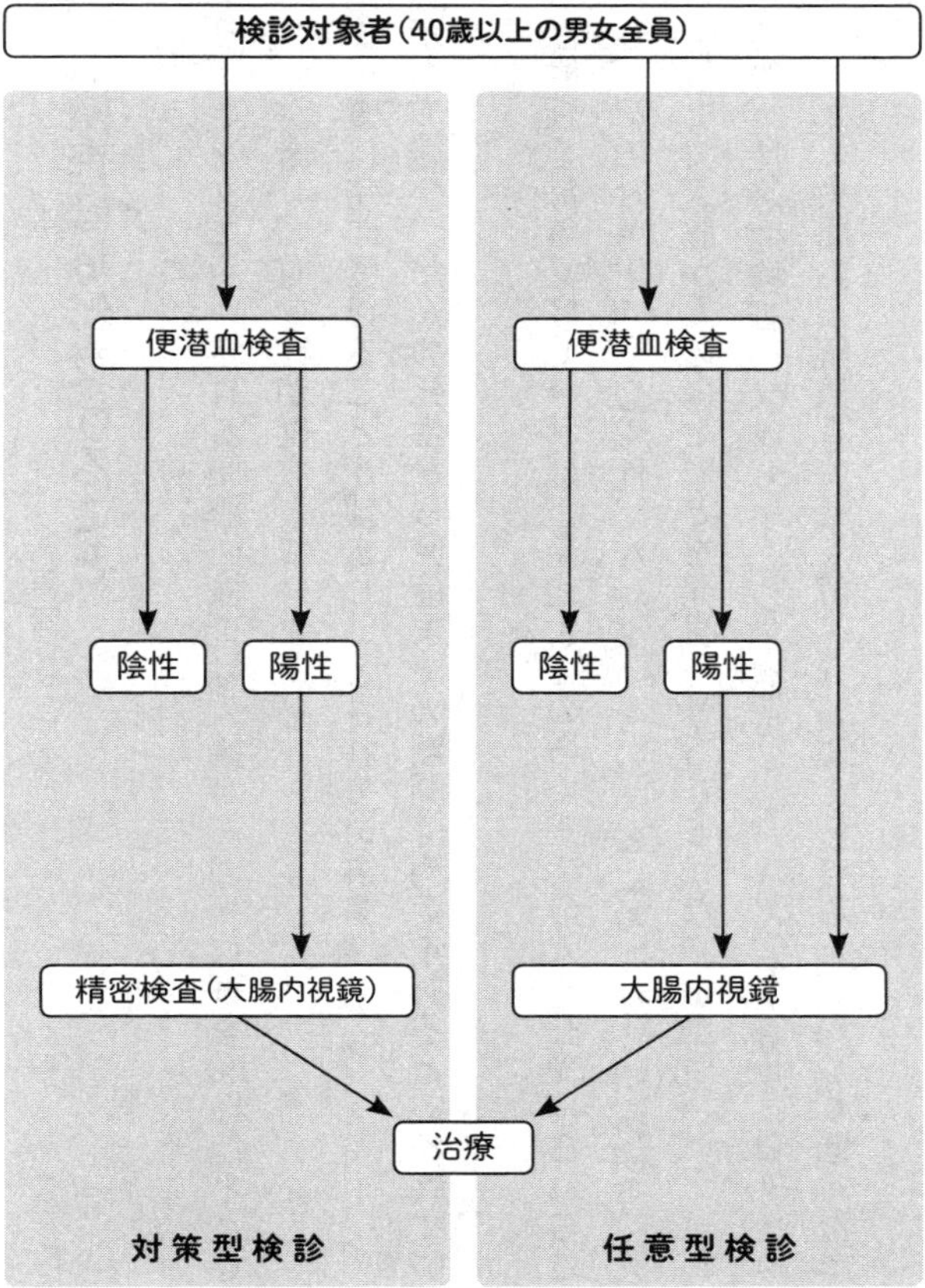
検診対象者(40歳以上の男女全員)
便潜血検査
陰性
陽性
精密検査(大腸内視鏡)
便潜血検査
陰性
陽性
大腸内視鏡
治療
対策型検診
任意型検診

便潜血検査は毎年受けること

スクリーニングに用いられる便潜血検査は大腸がんの死亡率を60％低下させるとの報告があり、有効性が確立しています。

便潜血検査は毎年受けることが望ましいとされています。大腸がんの場合、がんの発生から発症までの期間は約7年あるといわれています。

便潜血検査を毎年受けていれば、発症までのあいだに最大7回受けられることになり、そのうち1回でも陽性になれば、そのあとにおこなう精密検査（大腸内視鏡検査）で大腸がんのほとんどを発見できることになります。

ところで、便潜血検査のスクリーニング感度（異常を見つける確率）は30・9〜88・9％と、大腸内視鏡検査の95〜97・5％にくらべると、かなり低くなっています。

大腸がん検診の感度

<table>
<tr><th></th><th colspan="3">感度
（異常を見つける確率）</th></tr>
<tr><td>大腸内視鏡検査</td><td colspan="3">95〜97.5%</td></tr>
<tr><td rowspan="8">便潜血検査</td><td colspan="3">スクリーニング感度（30.9〜88.9%）</td></tr>
<tr><td rowspan="7">プログラム感度</td><td>1回</td><td>45%</td></tr>
<tr><td>2回</td><td>70%</td></tr>
<tr><td>3回</td><td>83%</td></tr>
<tr><td>4回</td><td>91%</td></tr>
<tr><td>5回</td><td>95%</td></tr>
<tr><td>6回</td><td>97%</td></tr>
<tr><td>7回</td><td>99%</td></tr>
</table>

しかし、便潜血検査を毎年受けると、年々、感度が上昇していくことがわかっています。5年目には95％（無症状の大腸がん保有者が5年連続で便潜血検査を受けたときに1回でも陽性になる確率）と、大腸内視鏡検査の感度と同等になるのです。

大腸がんを減らすには大腸内視鏡検査がカギ

2018年の1年間に松島クリニックでおこなった大腸内視鏡検査は17119件。このうち早期がんが見つかったケースは315件（発見率1・8％）、進行がんは57件（発見率0・3％）という数字でした。

ここまでお話ししてきたように、大腸がんの早期発見には「毎年、大腸がん検診（便潜血検査）を受けること」「検診で陽性になったら精密検査（大腸内視鏡検査）を受けること」が非常に大切です。

さらに、一度陽性になったら、たとえ大腸内視鏡検査で異常が見つからなくても、その後は定期的に検査を受けていくことも大事です。

２０１６～２０１８年の３年間に松島クリニックで大腸内視鏡検査を受けた人のうち、どのくらいに大腸がんが発見されたかを調べたデータがあります。

この期間にはじめて大腸内視鏡検査を受けたのは２４３６１人、このうち、早期がんが見つかった人は１０４人で発見率０・４２％、進行がんは１５４人で発見率は０・６３％という結果でした。あわせて２５８人、１・０５％の人にがんが見つかったことになります。

ところが、再検査の患者さんで集計すると、早期がんの発見率は２・７１％、進行がんは０・１２％となり、早期がんと進行がんの発見率は逆転します。初回の検査では進行がんが初期がんの１・５倍も多いのに対し、再検査の場合は進行がんはほとんど見つからなくなるのです。つまり、がんが見つかっても治癒する確率がぐんと高くなるわけです。

大腸がんは、がんの発生から発症まで約7年、一般的に5～6年かけて大きくなります。初回の検査できっちりと診断をし、その後は定期的に内視鏡でみていけば、早期発見が可能になり、大腸がんで命を落とすリスクはほとんどなくなるといってても過言ではないのです。

第3章

40代になったら大腸内視鏡検査

腸の病気の早期発見に大腸内視鏡検査

大腸内視鏡検査は、医師が直接、腸のなかを見ることのできる検査です。これによって大腸がんやポリープ、炎症性腸疾患などの病気を早期発見することができます。

便秘や下痢、腹痛といった消化器の不調の原因には、がんなどの病気によって起こる「器質性」のものと、とくに原因のない「機能性」のものとがあります。

つまり、自覚症状だけでは何の病気かわからないことが多いので、不調があったら、病気がないかどうかの検査を受けることがとても大事なのです。

たとえば、便秘の症状でやってきた30代の女性に大腸がんが見つかり、驚かれることもあります。

また、下痢と腹痛がつづき、「ストレスからくるものだ」と思いこんでいた

40代の会社員の方に内視鏡をおこなったところ、潰瘍性大腸炎が見つかった例もあります。がんはもちろん、潰瘍性大腸炎も重症化してから見つかると、治療が非常にやっかいで、入院治療を余議なくされるケースが少なくありません。いっぽう、早期で見つけることができれば、よい薬があるので、服薬しながら仕事も普通にこなせます。

便秘や下痢の症状がつづいている方には、心配を一掃するためにも、検査を受けていただくのが一番です。

さらに、過去のデータから考えますと、**自覚症状のない方々にも、「40代になったら一度は内視鏡検査を受けてください」と、私たちはさまざまな場面でお話ししています。**

大腸がんの温床となる腺腫性ポリープ（95ページ参照）の発見率は、40代を境にぐんと増えます。

逆にいえば、このポリープを切除してしまえば、大腸がんは予防できるのです。また、がんであっても、粘膜内にとどまる早期がんであれば、100％の確率で根治できます。

大腸がんは、早く見つけさえすれば確実に命を救えるがんです。健康法のひとつとして、ぜひ取り入れていただきたい検査です。

腸の検査のいろいろ

現在、腸の病気を調べる検査には、代表的なものとして次の5つがあります。

①便潜血検査
②注腸X線検査（バリウム検査）
③カプセル内視鏡
④大腸CT検査（CTコロノグラフィー）
⑤大腸内視鏡検査・小腸内視鏡検査

①便潜血検査

専用の容器に少量の便を入れ、血液が混じっていないかを調べる検査で、厚生労働省が推奨する大腸がん検診の方法です。

がんやポリープ、炎症性腸疾患などで消化管から出血があると、便のなかに血液が混じります。便潜血検査では、肉眼では確認できないごくわずかな血液を検出します。

陽性反応が出た場合、大腸がんの疑いが強くなり、大腸内視鏡検査や注腸X線検査などがおこなわれることになります。一般的には、この検査を年に1度受けるようすすめられています。

簡単で体への負担がない検査ですが、「大腸がんを見つけるためのスクリーニング」としての意味合いが大きく、広く大腸の病気を見つけることのできる検査ではありません。

この検査が得意とするのは、消化管（胃、十二指腸、小腸、大腸など）からの出血の発見です。つまり、大腸がんでも出血しないタイプはチェックできません。

また、進行がんでも、検査時に採取した便に血液が含まれていなければ、見逃されてしまうことになります。

②注腸X線検査（バリウム検査）

からっぽにした腸のなかに肛門からバリウム（造影剤）を注入し、空気を入れて膨らませて、レントゲンで撮影して異常を見つける検査です。大腸内視鏡と同じように、下剤で便を出し切ってから検査をおこないます。

X線画像は、内視鏡のように腸のなかを直接見るものではありません。とくに、腸の深い部分にできる病変や、10㎜以下の小さな病変、凹凸のない病変は発見しにくいといわれています。

③カプセル内視鏡

近年普及してきたおもに小腸の新しい検査法で、口から飲むタイプの内視鏡です。

2・5㎝ほどのカプセルに、LEDランプ、カメラ、無線装置が内蔵されています。このカプセルが小腸を通過しながら画像を撮影し、腹部に装着したデータレコーダーに無線で転送します。カプセルが小腸を通過し撮影が終わると、データレコーダーを取り外し、コンピュータで画像処理をして、医師が診断します。

朝飲んで8時間後にデータレコーダーを取り外すまで、仕事や家事をすることが可能です。検査開始から数時間後には、水分や軽い食事をとることもできます。

カプセル内視鏡によって、これまで検査が困難で「暗黒の臓器」といわれていた小腸の病気を発見できる可能性が広がりました。狭く曲がりくねっているうえに、4・5mと長い小腸には、大腸内視鏡のような挿入型の検査器具を入れることが難しかったからです。

原因不明の消化管出血や貧血がある、黒色便が出るなどの症状があるのに、胃内視鏡検査や大腸内視鏡検査を受けても原因がわからない場合などにはよいでしょう。

現在では大腸の撮影にも認められていますが、大腸内視鏡検査にくらべると費用などのデメリットが多いため、利用は限定されています。

④大腸CT検査（CTコロノグラフィー）

CTコロノグラフィーは、マルチスライスCTで大腸の輪切り像を高速で撮影し、コンピューターでデータ処理をすることで、大腸の立体画像を得ることのできる装置です。欧米では、大腸がん検診の方法として普及しつつあります。

日本では現在のところ、高齢だったり、心臓や肺に病気があるなどで大腸内視鏡検査が困難な方や、腸の癒着《ゆちゃく》などによって腸の曲がりが著しく、大腸内視鏡の挿入にリスクがともなうと判断される方におこなわれています。

検査の方法ですが、からっぽにした腸に、肛門から炭酸ガスを注入したうえでCT撮影をおこないます。苦痛はあまりなく、撮影は10分前後で終了します。そのあと、画像処理をおこなって、実際の内視鏡でのぞいているような画像や、

カプセル内視鏡

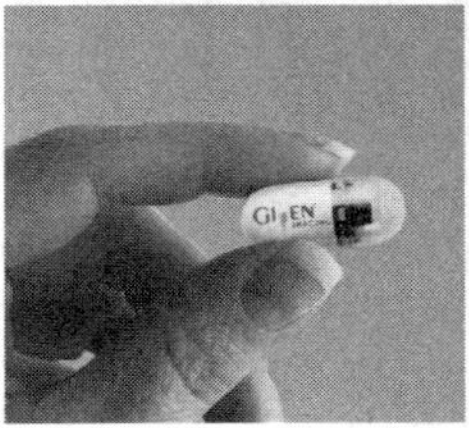

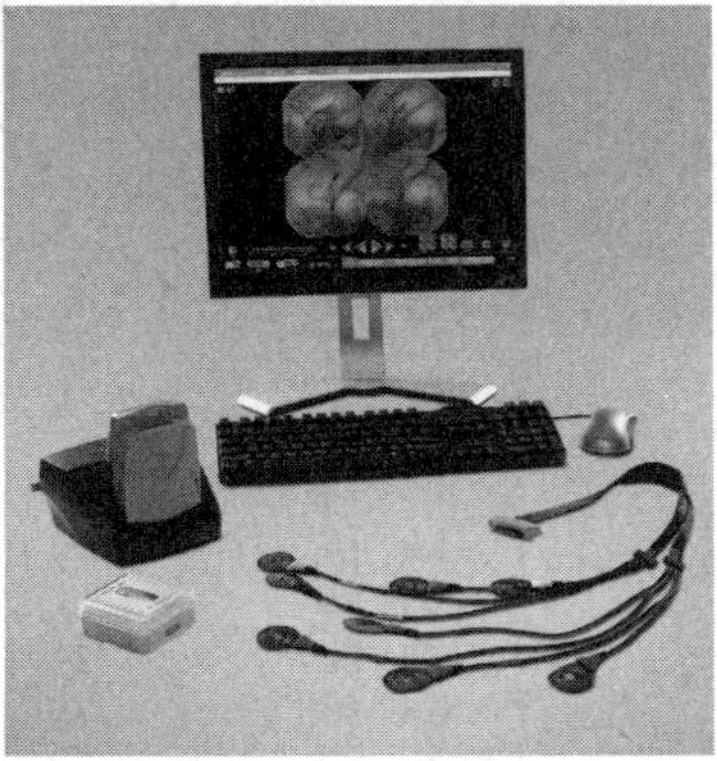

CTコロノグラフィー

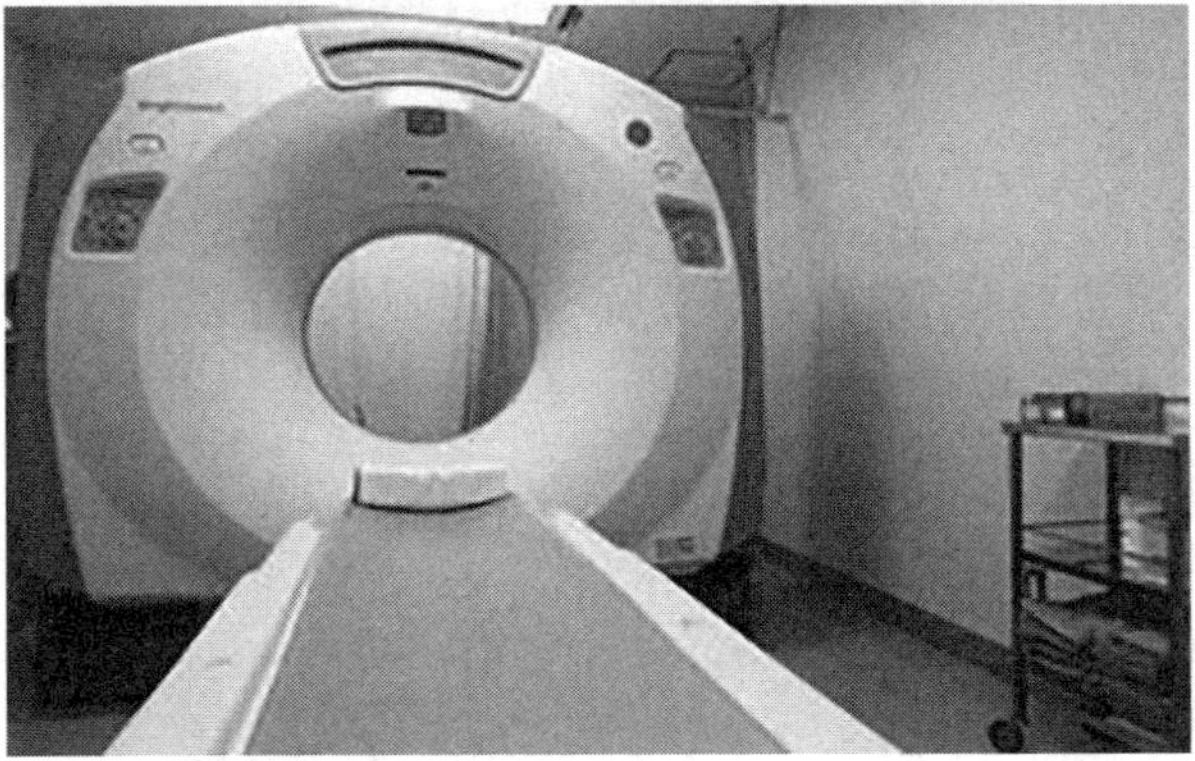

大腸を切り開いた画像などを立体的に再構成します。

かつては便の残り（残渣《ざんさ》）とポリープとの区別が難しかったのですが、口から飲むタイプの造影剤を使用する（タギング法といいます）ことにより、可能になってきています。

ただし、1cm以下の小さな病変を見つけることについては、大腸内視鏡検査のほうが得意です。また、炎症性腸疾患の診断には内視鏡が第一選択となりますので、あくまでもリスクのある方に限定しておこなわれる検査と考えたほうがいいでしょう。

⑤大腸内視鏡検査・小腸内視鏡検査

どちらの検査も、直接、腸の内部を確認できる方法です。肛門から、大腸または小腸まで内視鏡を挿入して観察します。

これが大腸内視鏡

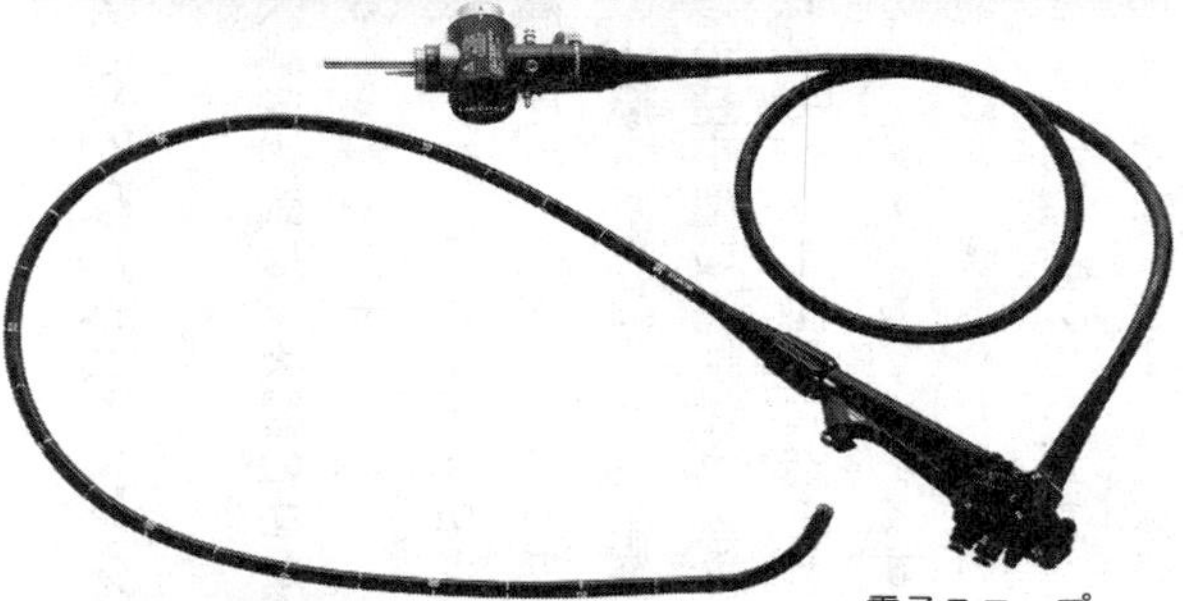

電子スコープ

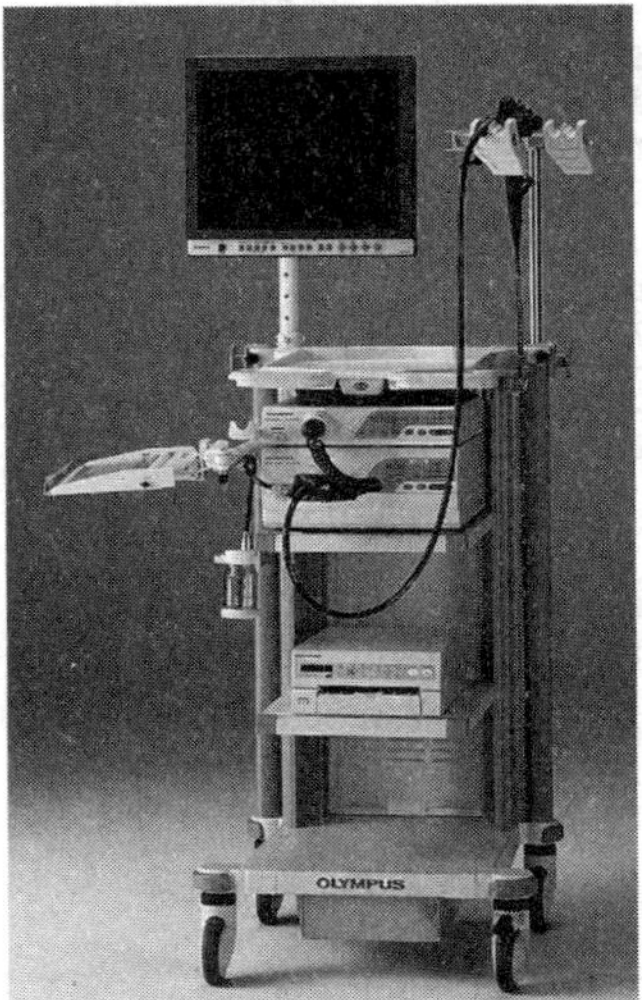

モニター装置

大腸のなかをダイレクトに見ることができる

大腸内視鏡は、大腸のなかを実際に見て、腸の健康状態をダイレクトに検査することができます。

太さ10㎜、長さ1・4mほどのやわらかいチューブ状の器具の先端に超小型の高性能カメラがついていて、これを肛門から、下剤であらかじめからっぽにした大腸（状況によっては小腸の一部まで）に挿入していきます。

この超小型の高性能カメラで撮影した腸内の画像は、電気信号にかえられて、テレビモニター画面に送られます。医師は、モニターに映し出された大腸を見ながら、病変がないか、くまなく観察していきます。

最近はレーザーやLEDの内視鏡が開発されていることもあり、画像の精度はどんどん進歩しています。大腸内視鏡検査のすぐれている点をまとめると、次の4つになります。

①病変を観察できる

「大腸のなかを直接見ることができる」のが、内視鏡検査の大きな特徴のひとつです。

便潜血検査では、陽性であったとしても、すぐに何らかの病気であると判断することはできません。また注腸X線検査では、異常が見つかったとしても、それが本当に異常なのか、空気の泡や便の残りであるかの区別がつきにくいことがあります。

内視鏡検査では「直接見る」ことで、判断に困ることがきわめて少ないというメリットがあります。

②必要によっては一部を採取して検査にまわすことができる

検査の最中に大腸がんやポリープ、そのほかの病変が見つかれば、組織の一部を採取して、(生検)検査にまわすこともできます。

便潜血検査や注腸X線検査の場合、あらためて精密検査として内視鏡検査をおこなって、組織の採取をしなければなりませんが、内視鏡検査ならそれが同時にできます。

③検査のときに大腸や直腸の一部治療もできる

さらに、見つかったのが小さながん（早期がん）やポリープならば、その場で根こそぎ取ってしまうこともできるので、あらためて処置をする必要もありません。つまり、診断から治療までが可能な方法なのです。

④便通がよくなったという体感がある

大腸内視鏡検査を受けた患者さんからは、「便秘が一時的によくなった」「腸の働きがよくなったと感じる」といった感想をよくいただきます。

大腸内視鏡検査を受ける際には、下剤を使って、腸管内にたまっている残渣（便）を体外に排出します。その結果として生じる体感といえるでしょう。

大腸内視鏡検査を受けよう

大腸内視鏡検査によって、腸の不調の原因が明らかになります。また、大腸の働きが良好かどうかも判断できるので、ぜひ積極的に活用してください。

腸の状態は10人いれば10人違います。まずは腸の曲がり方。「内視鏡医には技術が必要」といわれるのは、腸の曲がり方が人によって違うためです。

また、便秘で長年、下剤を服用しているような人の腸には、アントラキノン系下剤（センナ、大黄、アロエなどを含む下剤）の成分による色素沈着＝「大腸メラノーシス」が見つかることもあります。過敏性腸症候群で腸の神経が敏感になっているような人は、大腸内視鏡のわずかな刺激にも反応しやすくなっています。

いっぽうで、大腸の粘膜には、比較的、年齢差や個人差はありません。大腸メラノーシスなどがなければ、どなたの腸もピンク色でとてもきれいです。

自分の腸をチェックし、その健康状態を確認することは、健康管理の大きな動機づけとなるのです。

いますぐ内視鏡検査を受けたほうがいい人

大腸内視鏡をすぐに受けていただきたいのは、次の項目に当てはまる方たちです。

①40代である

松島クリニックで、2014～2018年までの5年間に大腸がんが見つかった2497人の年齢構成を調べたデータがあります。

それによりますと、30代では早期がん53人、進行がん6人でしたが、40代ではそれぞれ309人、37人と飛躍的に多くなります。日本消化器がん検診学会の全国調査でも、40代以降の大腸がんが増えつつあることがわかります。

大腸がん患者の年齢構成

	早期がん	進行がん	合計
20代	3人	1人	4人
30代	53人	6人	59人
40代	309人	37人	346人
50代	490人	56人	546人
60代	642人	116人	758人
70代	545人	106人	651人
80代以上	88人	45人	133人
合計	2130人	367人	2497人

（2014～2018年に大腸内視鏡で大腸がんが見つかった人。松島クリニック調べ）

また、39歳以下と40～44歳までの年齢とで、大腸がんの発生源と考えられている「腺腫（ポリープの一種で良性腫瘍）」の発見数をくらべると、後者が約2倍も多いのです。

さらに、大腸がん検診での大腸がんの発見率をみても、35～39歳のグループと40～44歳のグループとでは、やはり後者が約6倍も多く見つかります。40代からは、大腸がんの危険性を意識しなければならない年齢なのです。

②よく便秘になる。ここ最近、便秘がつづく

便秘には明らかな原因のない「機能性便秘」と、大腸がんなどの病気が原因で起こる「器質性便秘」がありますから、大腸内視鏡によって原因を探ることが大事です。大腸がんが見つからなくても、下剤の使い過ぎで起こる大腸メラノーシスが見つかることがあります。

③最近、下痢が多い

下痢の原因もまたさまざまで、大腸がんや炎症性腸疾患などの深刻な病気がひそんでいるケースから、食事やストレスによる機能性下痢、または過敏性腸症候群の場合もあります。

過敏性腸症候群の診断では、ほかの病気を除外することが大事であり、大腸内視鏡検査は欠かせません。逆に、過敏性腸症候群だと思いこんでいたら、潰瘍性大腸炎だったというケースもあります。

④下痢と便秘をくり返す

この症状の場合は過敏性腸症候群を最初に疑いますが、大腸がんである可能性も否定できません。

⑤便が細くなった気がする。太い便が出ない

まずは、大腸がんがないか確認しなければなりません。大腸がんができて、直腸からS状結腸のあたりが細くなると、排泄される便がふだんより細いと感じることがあるからです。便が細くなった原因が、大腸がんや炎症によるものではないか、確認しておく必要があります。

⑥ときどき腹痛を認める

腹痛の原因には、進行した大腸がんのほか、大腸憩室、虚血性大腸炎、炎症性腸疾患、腸の癒着、過敏性腸症候群などがあります。ひんぱんに腹痛を認めるという方は、一度、大腸内視鏡検査を受けたほうがいいでしょう。

⑦よくおなかが張る感じがする

おなかが張るということは、腸のなかにガスがたまっているということで、慢性便秘や呑気症《どんきしょう》（無意識に空気をのみこんでしまう）の方に出やすい症状です。ただし、まれに、大腸がんが進行して通りが悪くなっている場合に、このような症状が出ることもあります。

今すぐ大腸内視鏡検査を受けたほうがいい人

① 40代である
② よく便秘になる。ここ最近、便秘がつづく
③ 最近、下痢が多い
④ 下痢と便秘をくり返す
⑤ 便が細くなった気がする。太い便が出ない
⑥ ときどき腹痛を認める
⑦ よくおなかが張る感じがする
⑧ 血便がある。便に血がついている
⑨ 便潜血検査で陽性であった
⑩ 健康診断で貧血といわれた
⑪ 血縁者（3親等以内）に大腸がんの人がいる

⇩

ひとつでも当てはまる方は、
大腸内視鏡検査を受けましょう

⑧血便がある。便に血がついている

血便は、肛門や直腸、S状結腸など下部の大腸からの出血を含んだ、赤く、血の混じった便です。血便の原因としてもっとも多いのは痔《ぢ》ですが、大腸ポリープ、大腸憩室、大腸がんが原因のこともありますから、内視鏡による診断は大事です。

⑨便潜血検査で陽性であった

便潜血検査は基本的にスクリーニング検査ですので、これだけでは何の病気があるかわかりません。1回でも陽性と出たら、必ず大腸内視鏡検査を受ける必要があります。

松島クリニックでは、2017年度に便潜血検査が陽性で来院され、大腸内視鏡検査を受けた方のうち、8・4％の方から大腸がんが見つかっています。

⑩健康診断で貧血といわれた

血液中のヘモグロビン量が少なくなるのが貧血です。原因不明の貧血などで、消化器の病変から出血している可能性もあります。検査で貧血と出たら、自覚症状がなくても大腸内視鏡検査を受けましょう。

⑪血縁者（3親等以内）に大腸がんの人がいる

がんには、遺伝する傾向の強いがんと遺伝する傾向の弱いがんがあります。なかでも、とくに大腸がんやポリープには、遺伝性が強いもの（リンツ症候群など）があることが知られています。

血縁者（3親等以内）に大腸がんになった人がいる場合は、早めに大腸内視鏡検査を受けておくことが、病気の予防につながります。

日本は内視鏡の機器も医師の技術も世界一

ものづくりで経済発展を遂げてきた日本ですが、内視鏡の開発、進歩はまさに日本のお家芸であり、内視鏡検査をおこなう医師の腕も世界一といわれています。

大腸CT検査（CTコロノグラフィー）が欧米で普及している理由のひとつに、欧米では内視鏡を操作する技術に課題がある、という事実があります。ひらたくいえば、上手に操作できる専門医が少ないために、大腸CT検査が広まったわけです。

日本でも内視鏡医の技術には差があるのが事実ですが、十人十色の大腸にスムーズに内視鏡を挿入する技術は、熟練した医師にしかできないことです。

内視鏡の機器についても日本は優秀で、世界の内視鏡のほとんどを日本のメーカーが占めています。近年は「デジタル内視鏡」というものが登場し、これによってハイビジョンの高画質画像が得られるようになりました。5㎜以下の小さな病変まで、はっきり見ることができるようになっています。

また、これまでは病変をわかりやすくするために、粘膜に色素をまいて染めながら、内視鏡検査をしていましたが、最近は「NBI（Narrow Band Imaging＝狭帯域光観察《きょうたいいきこう》）」という技術により、粘膜で強く反射する短い波長の光を内視鏡から粘膜に照射することで、病変はもちろん、粘膜表面の血管や表面の構造まで細かくとらえることができるようになりました。

このため、内視鏡検査時に病気のくわしい状態が把握できますし、大腸がんにおいては、検査に出すまえに、良性か悪性か、また悪性の場合の進行度もかなり正確にわかるようになっています。

大腸内視鏡検査は病院や医師の見極めが大事

大腸内視鏡検査が大腸のさまざまな病気の発見と治療に果たす役割はたいへ

ん大きなものですが、この検査の問題点にもふれておかなければなりません。

大腸内視鏡にも、少ないですがデメリットはあります。

①内視鏡を挿入するときに苦痛をともなう場合がある

②ごくまれに事故がある

まず①についてです。

腸管は曲がりくねっているうえに、細いところと太いところがあったりねじれていたりするので、1・4mもあるやわらかいチューブを操って大腸の奥まで挿入するには、熟練した技術が必要です。無理に挿入しようとすると強い力がかかり、それが苦痛の原因となるのです。「大腸内視鏡検査がつらかった」という人は、こうしたことが問題となっています。

しかし、逆に「まったく苦痛がなかった」という人も存在します。

上手な医師であれば、苦痛のほとんどない検査をすることは可能です（ただし、あとで述べるように、鎮静剤を使わない施術では、完全に違和感をとり除くのは難しいかもしれません）。つまり、大腸内視鏡検査は、医師のテクニックに大きな差があるのです。

このことは、「②ごくまれに事故がある」にも関係してきます。

大腸内視鏡検査で、腸管から出血したり腸壁に穴があいたり（穿孔《せんこう》）といった事故が起こる確率は０・０３％程度あるとされています。これらの事故の多くは、経験の浅い医師や技術的に問題のある医師が無理に検査をおこなったり、患者さんの状態をきちんと見極めずに検査をおこなうなどの、基本的なミスから起こっています。

つまり、**大腸内視鏡を快適かつ安心な環境で受けるためには、施行する医師が十分な技術を身につけていることが大事であり、そうした医師による検査を受けるということです。**

松島クリニックは大腸内視鏡の研修機関になっており、大学病院からも多くの医師が技術を学びにやってきます。大学病院などの大きな施設で検査をまかせられるようになるまでには、最低1000件、開業をしてひとりでやっていけるようになるまでには5000件の経験が必要でしょう。

また、ポリープの切除など内視鏡で治療ができるようになるまでは、さらに多く、5000〜1万件の経験が必要です。

なお、大腸内視鏡検査には日本消化器内視鏡学会が実施する専門医制度があり、専門医の資格を持っている医師は一定の技術をもっています。ホームページ（http://www.jges.net/）で、専門医の名簿や指導施設などをみることができます。

本書の巻末には「熟練した医師による、痛くない大腸内視鏡検査が受けられる病院」のリストをあげていますので、ぜひ参考にしてください。

鎮痛剤・鎮静剤を使った無痛の検査

大腸内視鏡検査では、患者さんの苦痛と不安を取り去るため、前処置として、いわゆる鎮痛剤・鎮静剤を注射します。

患者さんはほどなく、うとうととまどろむような状態になりますので、この間に内視鏡を挿入します。**うとうととしているあいだに検査は終わりますので、内視鏡で痛むということはまずありません。ほぼ無痛の検査です。**

この方式で検査をしている松島クリニック（松生クリニックも同様の方法で検査をしています）では、大腸内視鏡を受けた人を対象にアンケート調査をおこなっていますが、「認容性が高い」、つまり「抵抗なく受け入れる人が多かった」という結果が出ています。

鎮痛剤・鎮静剤を用いて検査をおこなっている施設は、増えてきてはいるものの、実はまだそれほど多くありません。

日本の医療は欧米以上といわれているのに、「患者さんの苦痛を取り除く」という点ではかなり遅れていて、快適な検査がなかなか受けられないというのが現状です。

もっとも、鎮痛剤や鎮静剤の使用については、専門家の間でも賛否両論があります。呼吸の抑制や内視鏡による事故など、万が一のときのために、使用するとしても「意識がなくならない程度の軽い薬がよい」という考え方があるのです。

しかし実際には、意識がない場合でも、痛みには患者さんは反応します。また、パルスオキシメータなどの呼吸を管理する機器を使うこと、熟練した医師が患者さんの様子に十分に気を配ることで、事故を防ぐことは可能です。

なお、巻末にあげた「熟練した医師による、痛くない大腸内視鏡検査が受けられる病院」では、この方法を用いていますので、安心して検査を受けることができます。

検査のまえにたくさん下剤を飲む理由

大腸内視鏡検査をおこなうまえには、腸のなかの便をきれいに取り去るために下剤を服用します。「この下剤がつらかった」という声も少なくありません。

服用する下剤は、ポリエチレングリコールという物質が主成分の、商品名「ニフレック®」「モビプレップ®」という液体タイプが主流です。

ニフレックは、心臓病や腎不全などをもっている患者さんにも使える、たいへん効果的な薬です。ですが、服用するためには、これに水を混ぜ合わせた2リットル前後の液体を飲み、便が透明になるまで何度もトイレに行かなければなりません。

大腸は、小腸の出口から直腸まで1・6mという長い管です。大腸がんは直腸やS状結腸といった肛門に近い部位に集中していますが、それ以外にももちろんできます。なかには、虫垂にがんができることもあります。また、早期のがんやポリープはほんの数㎜という小さいものもあります。炎症性腸疾患も、腸の粘膜のあらゆるところにできます。

つまり、**大腸全体をくまなく見渡し、ごく小さな病変も見落としのないようにするには、いかに便を下剤で流しきれるかがポイントになってくるのです。**

通常の下剤が苦手な人には、次に述べるような苦痛を減らす方法もあります。

下剤の服用方法が選べる施設もある

液体の下剤が苦手な方には、錠剤型の下剤を選ぶという方法もあります。「ビジクリア」という錠剤を40～50錠、時間をかけて服用します。ただし、錠剤とともに飲む水の量は、一般の下剤（腸管洗浄液）とほぼ同量です。

一度にたくさんの水分を飲むのが苦痛という人には、検査の前日に自宅で少量の下剤を服用し、検査当日の服用量を減らす方法もあります。前日の夜にピコスルファートナトリウム（商品名「ラキソベロン」）10ミリリットルを、当日は腸管洗浄液を減量したポリエチレングリコールを服用します。また、浣腸で残りの便を排出して終了ということもあります。

ラキソベロンは大腸刺激性の下剤ですが、作用が比較的マイルド（ただし、10％程度の人に服用後腹痛が出る場合があります）なので、検査前日の夜や当日にトイレにこもらなければならないといった心配はほぼありません。

これらの方法を実施している施設もあれば、していない施設もあります。過去に大腸内視鏡検査でつらい思いをされた方は相談してみるとよいでしょう。

「自宅で下剤を服用したい」というのは、若い方に多いようです。ある程度の年齢でほかに病気をもっている方は、「看護師さんのいるところで服用したい」と、来院されてから下剤を飲むことを希望されます。

なお、下剤の課題を克服するために、より少量で十分に便を出し切れる下剤の開発が世界的に進められています。

検査でポリープが見つかったら

大腸内視鏡検査で、がんなど疑わしい病変が見つかった場合、組織の一部を取って病理検査をおこないます。このようなことができるのも、直接、腸に検査装置を挿入できる内視鏡の大きなメリットです。

また、がん化の可能性があるポリープ（腺腫性ポリープ）を見つけた場合、大腸内視鏡の専門医は、大腸がんの予防を目的に内視鏡によって切除をおこないます。対象となるのは原則、直径5㎜以上のポリープです。

直径5㎜以下であれば、がんになる心配はまずないと考えられていますので、一般的には切除はしません。ただし、数は少ないもののがん化するものもありますので、1～3年後に経過を観察し、大きくなるようであれば切除をします。

また、5㎜以下のポリープでも、「残しておくのは心配だから」と患者さん自身が希望された場合は、切除をすることもあります。反対に、年齢や患者さんの状況によっては、5㎜以上でも経過観察をする場合もあります。

大腸内視鏡に熟練した医師であれば、ポリープのタイプやがん化のリスクについて、おおよその見当がつけられます。さらに普通の内視鏡より画像が大きく見える「拡大内視鏡」を使えば、ほぼ明確になります。前述したNBI（63ページ参照）という技術などもあり、内視鏡検査の時点で、こうしたポリープの情報もかなり細かく患者さんに伝えることができるようになりました。

がん化の可能性のあるポリープが見つかった場合、一般的には「内視鏡検査のときに切除する方法」と「あらためて別の日に切除する方法」があります。

大学病院など大きい施設では、ほとんどが別の日に切除をおこないます。「同時に取ってほしい」という方も多いと思いますが、ポリープの切除は手術の一種ですから、切除後1週間くらいは激しい運動はできませんし、アルコールも禁止です。食事も腸に負担のないものをとらなければなりませんし、仕事や家事にも一部、制限があります。

このような理由から、私どもの施設でも、別の日に実施することもあります。ただし、患者さんから希望があれば合わせることもできますので、事前に医師に相談しましょう。

痛くない内視鏡検査のやり方

ここからは、安全で痛みの少ない検査の流れを順を追って見ていきましょう。

①検査の予約をして説明を受ける

大腸内視鏡検査は基本的に予約制です。検査を受けるまえには医師から問診や説明がありますので、わからないことや不安なことは遠慮せずに聞きましょう。

検査にかかる費用には健康保険が適用されますので、3割負担の方で通常5000〜7000円ほどです（状況に応じてほかの検査や処置が必要な場合は、別途かかります）。

②検査前日の夕食は9時までに

検査前日の食事は夜9時までにすませ、それ以後は禁止です。水やお茶は飲んでもかまいませんが、牛乳やコーヒーは避けてください。食事は、うどんや魚など消化のよいものとし、消化のよくない海藻類や野菜、とくにきのこ類や山菜類、こんにゃくなどは避けてもらいます。

③検査前日の夜（就寝前）に下剤を飲む

当日の腸内洗浄剤を減らす目的で、ラキソベロンなどの下剤を飲みます。前日の下剤を飲まない施設もあります。

④検査当日の朝は食事はとらない

当日の朝は、食事はとらずに病院に来ていただきます。水、お茶は少量なら飲んでかまいません。

⑤検査着に着替える

検査着に着替えます。検査着は肛門の部分に穴が空いているタイプです。

⑥腸内洗浄用の下剤を飲む

一般には腸内洗浄液と水を飲み、排便をしてもらいます。

⑦便をすべて出し切る

便がすべて出切るまで排便をしてもらいます。固形便が消えて、淡黄色で透明な液状便となったら完了です。一部の患者さんには、排液がきれいになるまで、ぬるま湯で腸のなかを洗浄することもあります。

なかには排便をくり返すことによって、悪心や吐き気、腹痛、腹部膨満感、ふらつき感、冷感、倦怠感などがあらわれることがあります。この場合はがまんしないで、担当医に相談してください。

⑧検査用ストレッチャーに横になる

前処置が終わったら、検査の始まりです。

検査用ストレッチャーに乗り、医師に背を向ける形で、左側が下になるように横向きの姿勢で寝ていただきます。

⑨鎮痛剤・鎮静剤を注射する

患者さんの不安と苦痛をやわらげるために、鎮痛剤・鎮静剤を注射します。鎮痛剤には塩酸ペチジン、鎮静剤としてはジアゼパムやミダゾラムなどがよく使われます。

数秒後には意識が低下していきます。

鎮痛剤・鎮静剤の投与では、まれに呼吸抑制という副作用が出ることがあるので、呼吸の状態を観察するために、パルスオキシメータや心電図モニターという機器を装着します。

強い呼吸抑制が出るようであれば、酸素投与や鎮痛剤・鎮静剤の働きを抑える薬を投与しますが、こちらも前もって準備しておくので心配はありません。

なお、鎮痛剤・鎮静剤をまったく使わない施設、効き目の弱い薬を使う施設もあります。

⑩内視鏡の挿入

体の左側を下にして横になっていただき、患者さんの意識が低下したところで（鎮痛剤・鎮静剤をまったく使わない施設、効き目の弱い薬を使う施設では異なります）、肛門から内視鏡を挿入していきます。

まず、内視鏡を大腸のいちばん奥の部分である盲腸まで到達させます。また、回腸（小腸の一部）まで挿入することもあります。

⑪大腸のなかを観察

ここからが観察です。盲腸からスコープを抜くときに、モニターを見ながら、病変があるかないかをくまなく観察していきます。観察の時間は医師によって個人差がありますが、おおむね10分程度で終了します。

病変があった場合は、拡大して患部を観察し、病状をよく調べます。必要に応じて、生検（患部の一部を切り取って顕微鏡などで調べる検査）用に組織の一部を採取します。

⑫検査終了

検査終了後は意識がはっきりするまで、回復室で休んでいただきます。30分前後、休養すれば目が覚めますが、完全に覚醒するまでには1時間前後の安静が必要です。

⑬検査結果の説明を受ける

目が覚めたら、医師から検査についての説明を受けます。生検に出した組織がある場合は、後日再び来ていただいて結果を聞くという流れになります。

すべて終わって帰宅の許可が出ても、車の運転などは控えていただきます。

大腸内視鏡検査の流れ

①医師から説明を受け、
検査の予約をする。

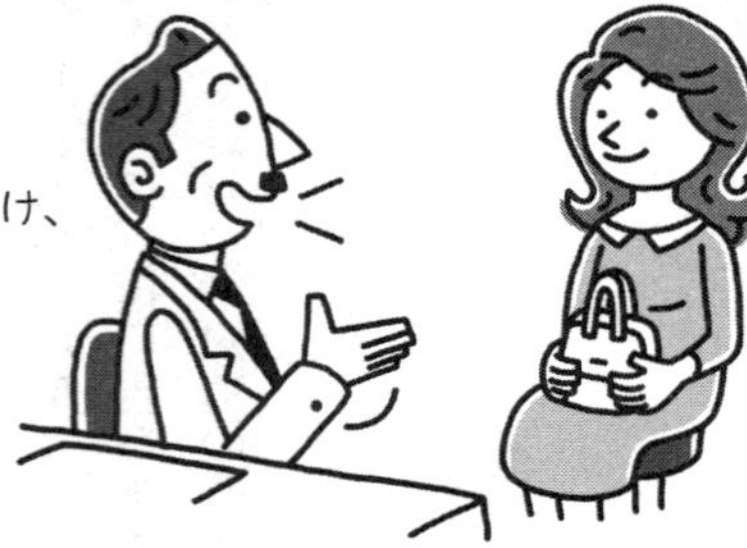

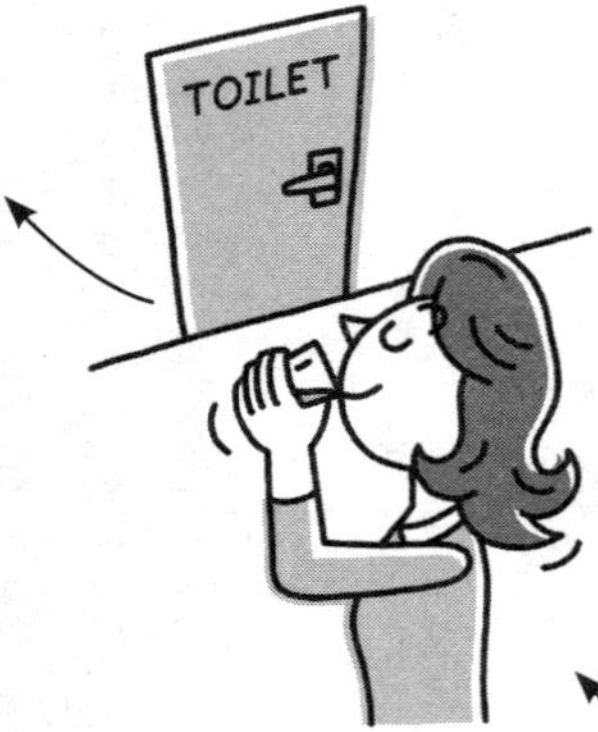

③前処置として就寝前に
下剤を飲む（前処置のない場合もあり）。

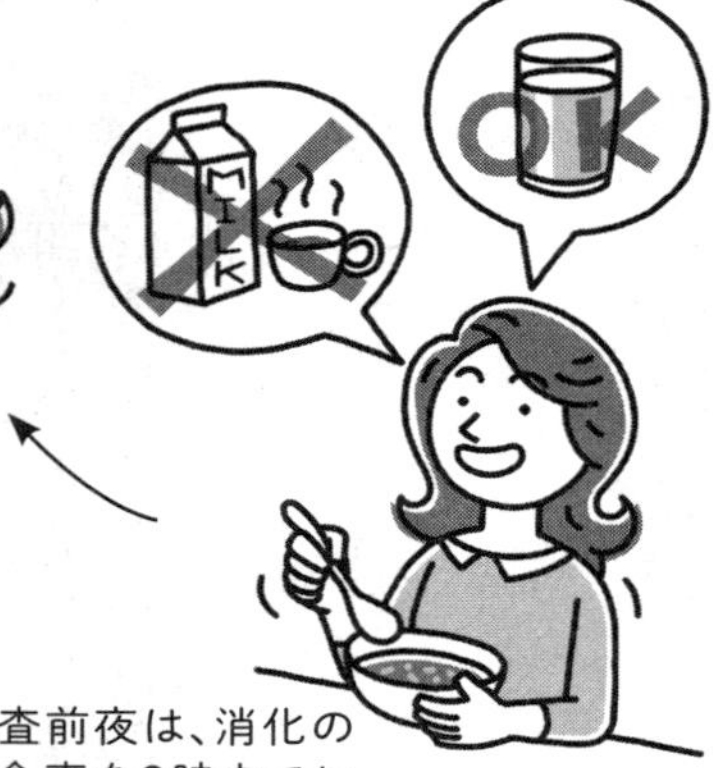

②検査前夜は、消化の
よい食事を9時までに
すませる。

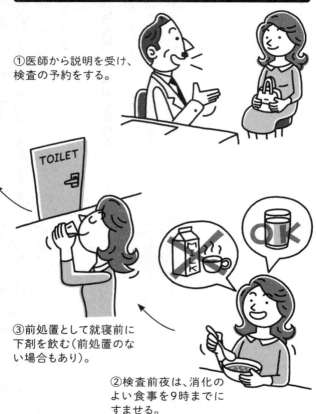

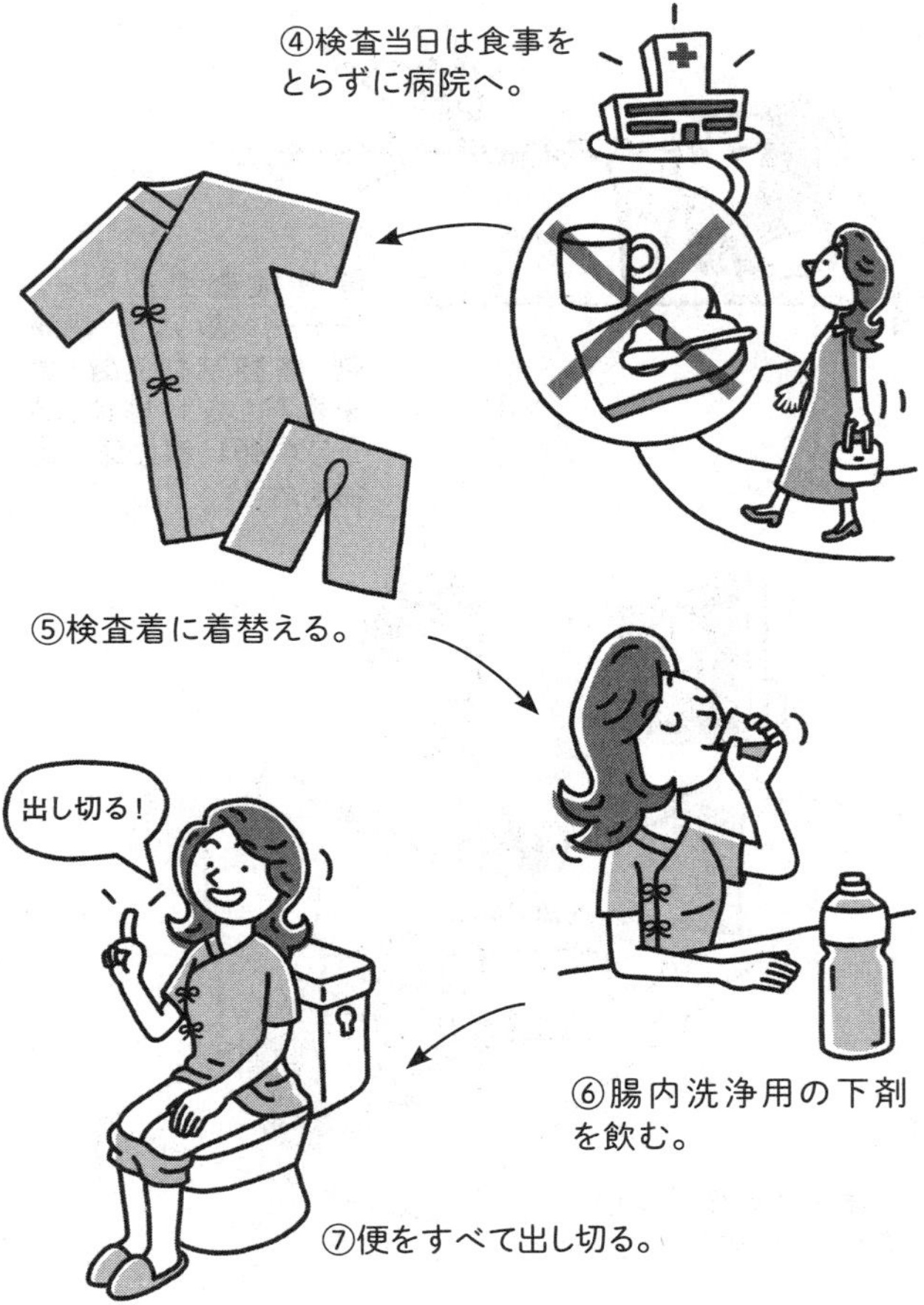
④検査当日は食事をとらずに病院へ。
⑤検査着に着替える。
⑥腸内洗浄用の下剤を飲む。
出し切る！
⑦便をすべて出し切る。

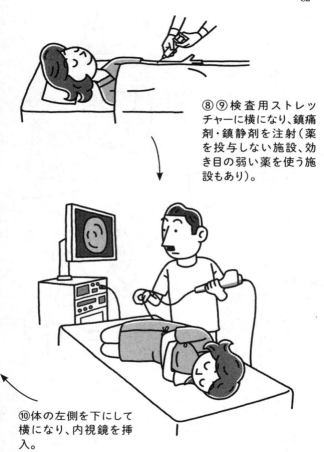

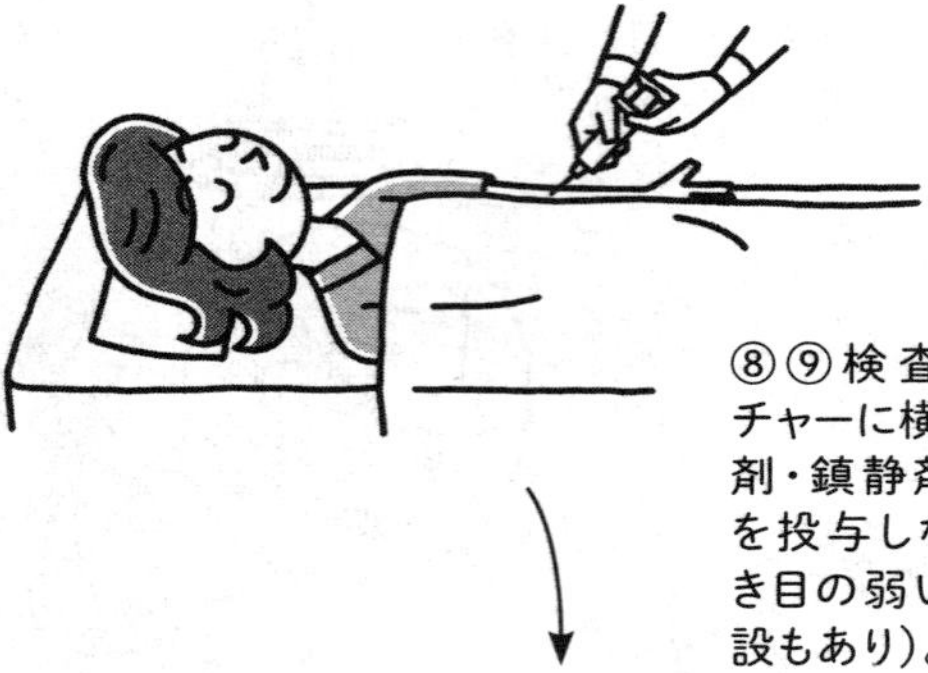

⑧⑨検査用ストレッチャーに横になり、鎮痛剤・鎮静剤を注射(薬を投与しない施設、効き目の弱い薬を使う施設もあり)。

⑩体の左側を下にして横になり、内視鏡を挿入。

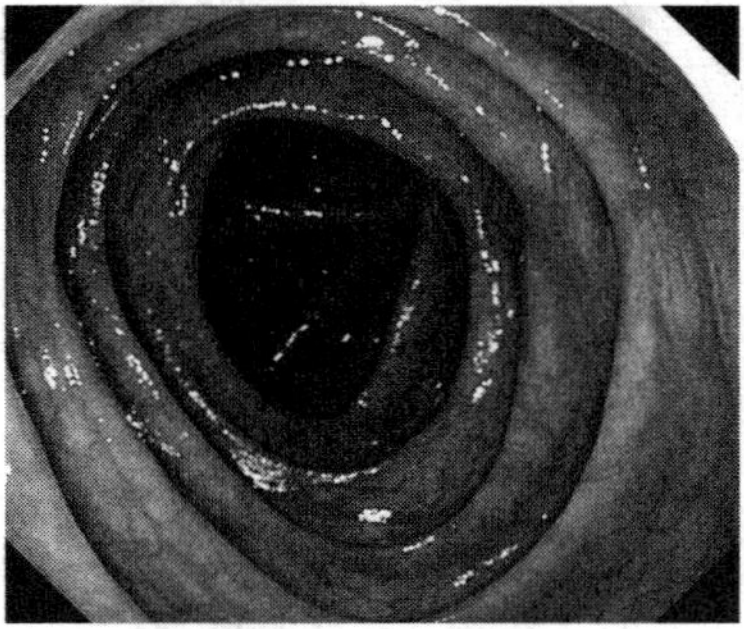

⑪大腸の中を観察。これは正常な大腸の画像。

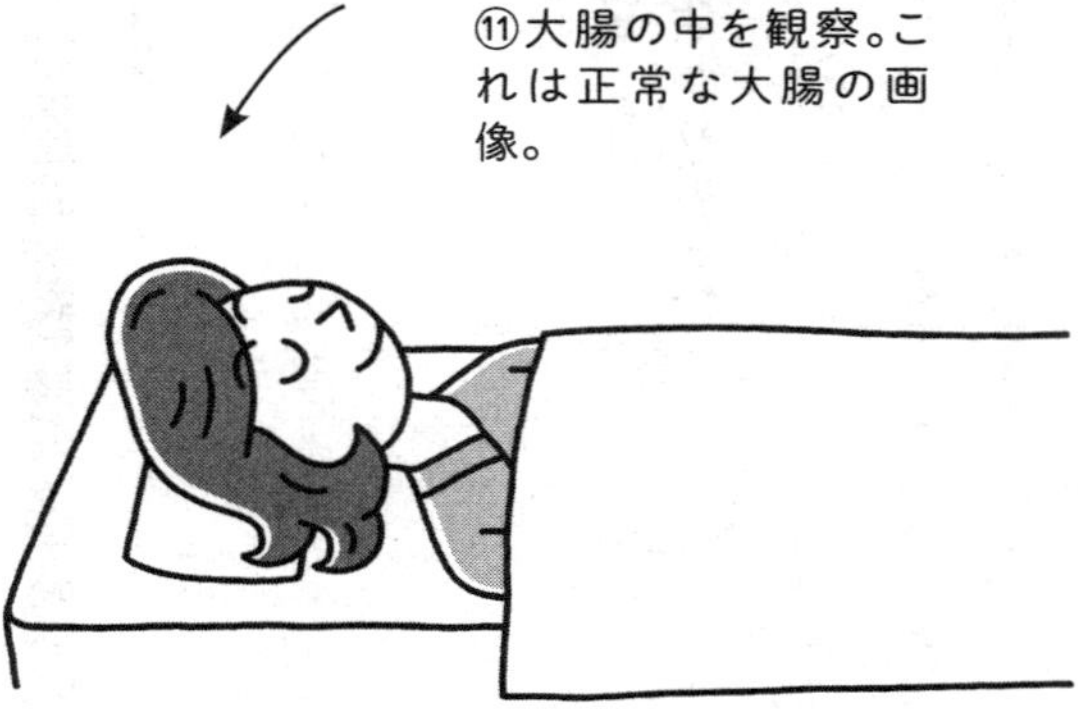

⑫⑬検査終了。回復室に移動して休む。目が覚めたら、医師から検査結果の説明を受ける。

COLUMN

大腸内視鏡検査、4人のケース

私たちのクリニックで実際に大腸内視鏡検査をおこなったケースをご紹介しましょう。

ケース① 痔で受診したAさん（64歳・女性）
初めての内視鏡で大腸がんが見つかりました

Aさんは肛門の痛みが気になり、受診されました。

診察の結果、いぼ痔（内痔核）が見つかったので、痔の塗り薬を処方しました。痔の症状自体はそれほどひどくなかったのですが、「まだ一度も大腸内視鏡検査を受けたことがない」とおっしゃるので、後日、受けていただくことになりました。

その結果、S状結腸に進行した大腸がんが見つかりました。がんはS状結腸の全周の4分の3ほどまで広がっており、大学病院にご紹介後、手術を受けられました。手術は成功。幸い転移などはなく、現在は元気に過ごされています。

S状結腸は、肛門から比較的近いので、がんができると便通異常などの症状が出やすいところです。しかしAさんのがんは、結腸の壁を這うように広がるタイプで、かなり進行していたのですが、腸の内腔が狭くなるような事態にはいたらず、便通異常や腹痛などはいっさいありませんでした。

こうしたがんは、大腸内視鏡でないと、なかなか見つけることができないのです。

ケース②　陽性判定を放置していたBさん（57歳・女性）
進行した大腸がんが見つかりました

Bさんは2年ほど前に地域の健康診断を受け、便潜血検査が陽性でした。しかし、「がんが見つかるのが怖いから」と精密検査を受けず、そのまま放置していたそうです。

その後、徐々に便が細くなり、ついに心配になって受診されました。

結果は心配されていたとおり、S状結腸に進行した大腸がんが見つかりました。便が細くなっていたのはがんが広がり、腸の内腔が狭くなっていたためでした。

手術が必要ですので、大学病院を紹介しましたが、Bさんの後悔されていた表情が印象に残ります。

ケース③ 腹痛と出血で受診したCさん（53歳・男性）
虚血性大腸炎が見つかりました

Cさんは、突然の腹痛と出血を訴えて受診されました。朝トイレに行ったところ、真っ赤なワイン色の血が出てきたというのです。

その場で大腸内視鏡検査を受けていただいたところ、肛門から20㎝ほど入ったところのS状結腸に、ただれた潰瘍が見つかりました。虚血性大腸炎の症状で、出血は潰瘍から起こったものでした。

虚血性大腸炎は腸の血液循環が滞る「虚血」によって起こるもので、突然の腹痛と出血が特徴です。重症になると腸が壊死《えし》する危険があり、緊急手術が必要になります。

幸い、Cさんは比較的、軽症でした。入院して絶食により腸を安静にした結果、1週間ほどでよくなりました。

ケース④ 便秘がちだったDさん（87歳・男性）
炎症を起こしている大腸憩室が見つかりました

Dさんは、ふだんから便秘がちでした。ある日、腹痛とともに肛門から出血があり、あわてて来院されました。大腸内視鏡検査をしたところ、S状結腸に大腸憩室が多発していることが確認されました。憩室の部分に炎症（憩室炎）が起こり、そこから出血していたのです。

大腸のぜん動運動によって圧力がかかると、腸の粘膜の弱い部分がふくらみます。便秘がちですと、このふくらんだ憩室の部分に便がたまりやすくなり、便に含まれる細菌が繁殖します。粘膜の薄い部分には血管もたくさんあるので、ちょっとした炎症で出血しやすくなります。

Dさんには入院して絶食をしてもらいつつ、細菌を抑える抗生剤などを投与したところ、症状が改善しました。

なお、出血がひどい場合や出血が予想される場合は、憩室の部分を医療用のクリップで止める処置をおこないます。

憩室炎は再発しやすく、再発をくり返すと、腸壁の癒着が起こりやすくなります。原因不明の腹痛と下痢でやってきた患者さんに、このようなケースが見つかることがあります。癒着は不定愁訴の原因として意外に多いのです。

第4章

大腸内視鏡検査で見つかる腸の病気

大腸内視鏡検査でさまざまな腸の病気が見つかる

大腸の粘膜を直接見ることのできる大腸内視鏡検査では、じつにさまざまな腸の病気が見つかります。

大腸がんについては、内視鏡の進歩によって、数㎜径の早期がんが見つかるようになり、がんの発見という点で非常に有効です。また、ポリープもその形や広がり方によって、がん化しやすいかどうかがわかり、切除するかどうかの指標になります。

潰瘍性大腸炎においては、広がり方や炎症の程度によって重症度を決め、それによって治療薬が決まってきますので、内視鏡検査は不可欠です。患者さん自身が真っ赤に炎症を起こした腸を見て、驚かれることもあります。

潰瘍性大腸炎やクローン病はよくなったり悪くなったりをくり返す病気ですが、治療がうまくいくと、内視鏡でも明らかに炎症が落ち着いてくる様子がわかるので、患者さんの治療への意欲にもつながります。

また、加齢にともなって、大腸壁の一部が外側に袋状に突出してできる大腸憩室が見つかる人も増えてきます。大腸憩室はふだんはまったく自覚症状はありませんが、憩室の部分に便がたまりやすく、ここから腸管が炎症を起こして、さまざまな症状が出ることがあります。

また、おなかの調子がいつも悪かったのに、どんな病院でも原因がわからなかったものが、腸の癒着によるものと明らかになることもあります。

このように、大腸内視鏡検査でわかることはたくさんあるので、ぜひもっと手軽に活用していただきたいものです。

内視鏡検査で見つかる代表的な病気、大腸がん

大腸内視鏡検査は、大腸がんの早期発見のために非常に有効な検査です。

大腸のはじまりは盲腸で、盲腸から上（頭側）に向かう部分が上行《じょうこう》結腸、次

いで横わっている部位を横行《おうこう》結腸、下に向かう部分が下行《かこう》結腸、S字状に曲がっている部分がS状結腸、約15cmのまっすぐな部分が直腸で、最後の肛門括約筋のあるところが肛門管です。

大腸がんはこうした大腸に発生するがんで、日本人ではS状結腸と直腸にできやすいことが知られています。

大腸がんには、「大腸粘膜の細胞から発生し、腺腫というポリープの一部ががん化して発生したもの」と「正常粘膜から直接発生するもの」があります。

そのスピードは比較的ゆっくりですが、進行すると粘膜から大腸の壁にしだいに深く侵入し、リンパ節や肝臓や肺などほかの臓器に転移します。

大腸がんは早期発見でほぼ治るがん

大腸内視鏡で多く見つかるのは、根治が期待できる早期がんです。

1985年頃までは、大腸内視鏡を使っても早期がんを見つけるのは簡単で

大腸がんができやすい部位

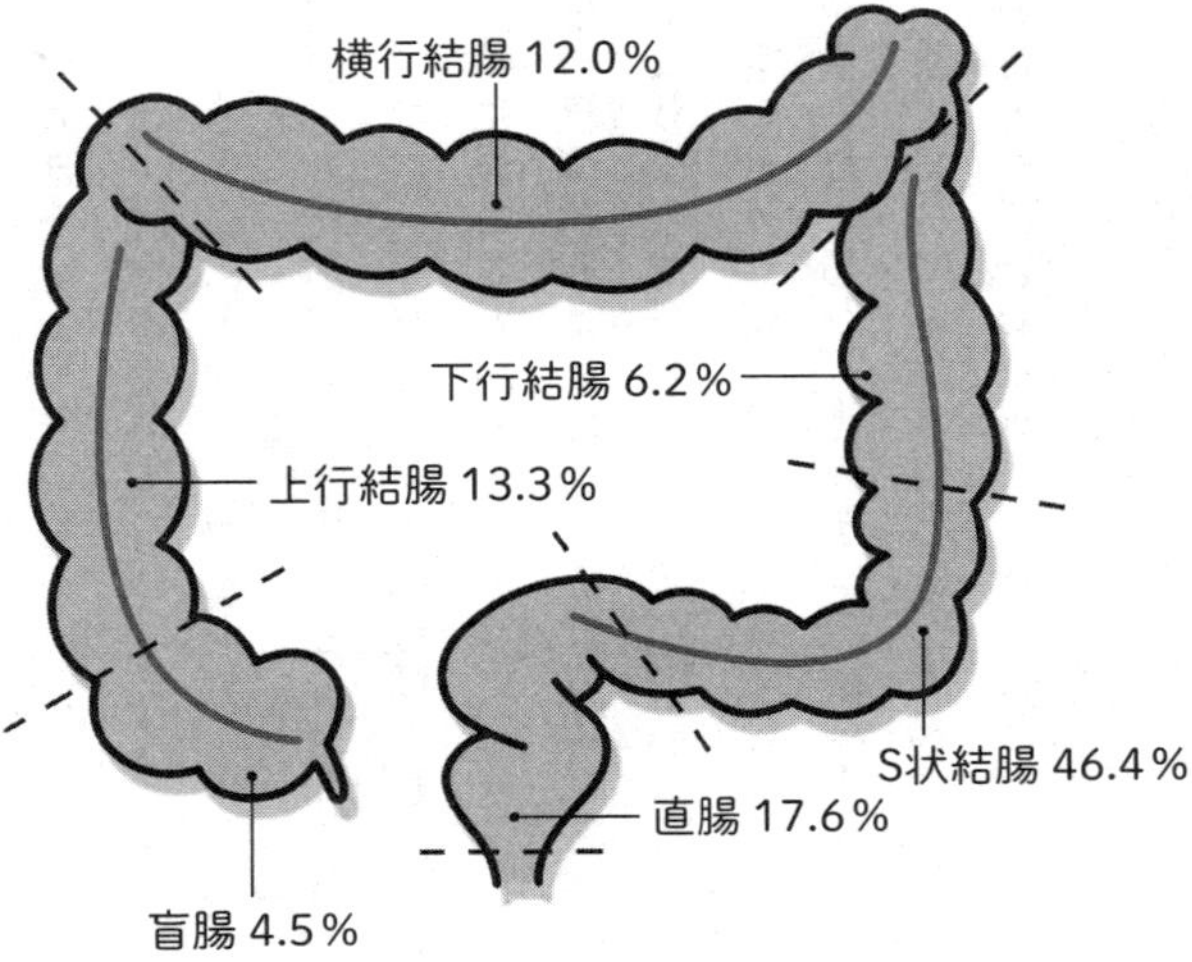

（2008～2010年、松島クリニック調べ）

はありませんでしたが、1990年代、大腸内視鏡検査に電子スコープが使われるようになり、大きく変わりました。

電子スコープとは、画像を電気信号にかえてテレビモニター画面に映し出す機能です。

それまでは熟練した医師ひとりしか見ることのできなかった大腸内面の状態が、電子スコープではテレビモニターに画像として映し出せるので、複数の医師や看護士も同時に見ることができるようになりました。また、大腸粘膜のごく小さい病変まで見つかるようになって、見落としが減り、10㎜以下のがんも見つかるようになりました。

このような小さいがんが多く見つかるようになると、それを内視鏡を使って取り除く技術が生まれました。これが「内視鏡手術」です。電子スコープの導入により、それまで外科で切除されていた大腸がんが、早期のものに限っては内科で切除することもできるようになりました。

大腸がんの7割が腺腫性ポリープから

「大腸がんは最初はポリープの形で出てくるものが多い」と述べました。ポリープとは「隆起（盛り上がっている）している病変の総称」です。

大腸のポリープには、強い炎症のあとのような形で残る「炎症性ポリープ」、組織の良性な変化である「過形成ポリープ」、腫瘍性の「腺腫性ポリープ」があります。

炎症性ポリープと過形成ポリープは、がん化の心配はほとんどありません（ただし、過形成ポリープでも20㎜以上となる場合、がん化の危険性のあるものも存在することがわかってきました）。

がん化の恐れがあるのは腺腫性ポリープで、ポリープ全体の8割をしめます。

ポリープ＝「良性腫瘍」と思われる方も多いと思いますが、大腸がんの場合は、**この腺腫性ポリープからがんになるケースが7割を占めているのです。**

腺腫性ポリープの多くはいぼ状（隆起型）ですが、なかには、平坦だったり（平坦型）、くぼんでいるもの（陥凹型）もあります。そして、5㎜以上になるとがん化しやすく、陥凹型ではとくにがんになりやすいことがわかっています。がん化する腺腫性ポリープは、50～60代で約3割の人に見つかります。最近では若い人の発生率も高くなり、40代にも増えてきました。

欧米の多くの研究で、このポリープを切除した人は、切除しなかった人にくらべ、大腸がんの発生率が明らかに低くなると報告されています。76～90％もがんになるリスクが減るという発表もありました。

日本では厚生労働省の研究班による調査があり、それによると、ポリープを切除した人で5年間に大腸がんが発生した人は0・7％であったのに対して、切除しなかった人では5・2％と大きな差が出ています。

ポリープの種類

過形成ポリープ
炎症性ポリープ
→ がん化の恐れほぼなし

腺腫性ポリープ → がん化しやすい

隆起型
- 良性=ポリープ（5㎜以上になるとがん化の恐れあり）
- 悪性=がん（がん、またはがん化の恐れあり）

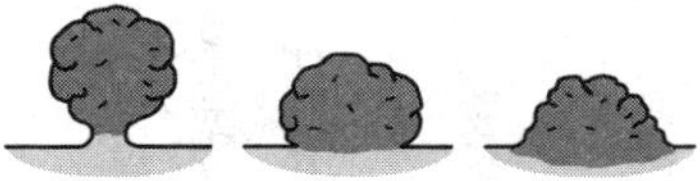

平坦型
- 良性=ポリープ（5㎜以上になるとがん化の恐れあり）
- 悪性=がん（がん、またはがん化の恐れあり）

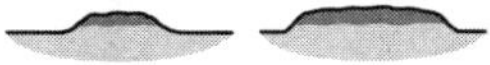

陥凹型（がん、またはがん化の恐れあり）

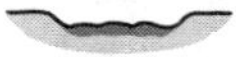

内視鏡検査で見つかったポリープの切除法

大腸内視鏡検査でポリープが見つかった場合、内視鏡で切除が可能です。また、大腸壁の粘膜下の一部にとどまる「深達度《しんたつど》T1a」（102ページ参照）までの大腸がんも、ポリープと同様の方法で切除ができます。

内視鏡で切除する方法としては、「ポリープ切除術（ポリペクトミー）」がもっとも広くおこなわれています。これは内視鏡の先端から伸ばしたループ状のワイヤー（スネア）を、がんやポリープのくびれた部分にかけ、ワイヤーに高周波電流を流して焼き切る方法で、大腸の粘膜から盛り上がった病変に用いられます。

しかし、平坦ながんは高さが充分でないため、ワイヤーがかかりにくいという問題があります。そこでこのような場合には「内視鏡的粘膜切除術（EMR）」という方法がおこなわれます。これは病変部位の粘膜下に液体を注入して、人工的に盛り上がりを作りだし、焼き切る方法です。が、この方法でも２㎝を超える病変の場合、一度に切除するのが難しいという課題が残りました。２㎝を超える場合、何度かに分けて切除したり、がんの場合は内視鏡でなく外科手術を選択せざるをえなくなったりということになります。

こうした課題を克服するため、さらに先進的な手法として開発されたのが「内視鏡的粘膜下層はく離術（ＥＳＤ）」です。

これはＥＭＲと同様に、病変の粘膜下に液体を注入して人工的に盛り上がりを作りだしたのち、スネアのかわりに高周波メスで粘膜を切開し、粘膜の下のはく離を進めていく方法です。

この方法により、大腸内視鏡でポリープやがんが切除できる患者さんはぐんと増えました。しかし、胃と違って狭い腸管である大腸で、遠隔操作により高周波メスをあやつるのは技術的に難しく、出血や穿孔《せんこう》（穴があくこと）などの合併症が起こりやすいという問題もあります。

内視鏡による病変の切除法

①ポリペクトミー

スネア(ループ状のワイヤー)を病変にかけ、スネアに高周波の電流を流して焼き切る。いぼ状のポリープに使う。

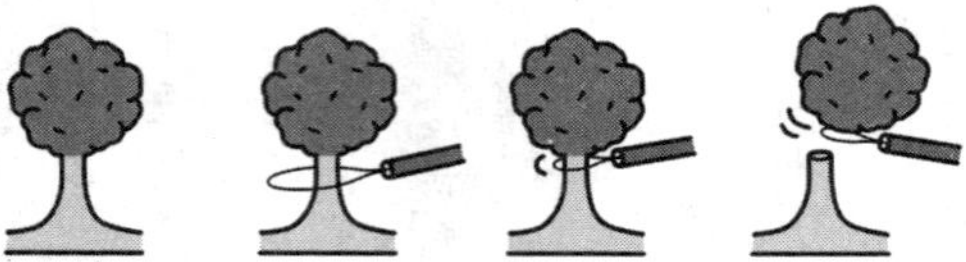

②内視鏡的粘膜切除術(EMR)

平坦な病変に液体を注入して盛り上がらせ、スネアをかけて焼き切る。

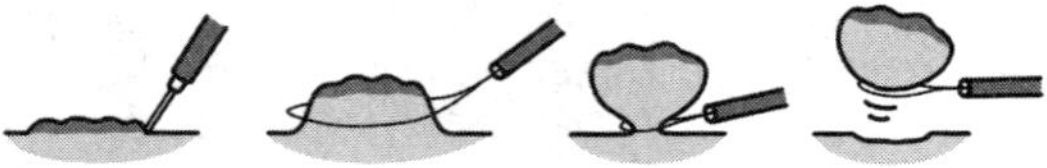

③内視鏡的粘膜下層はく離術(ESD)

平坦で大きな病変に液体を注入して盛り上がらせ、特殊なナイフに高周波電流を流して切開・はく離する。

このほか、5～10㎜の小さいポリープに対して、最近では、高周波を用いない「コールドポリペクトミー」という方法もおこなわれるようになってきています。

いずれにしても、手術を希望する場合は、施設に問い合わせて十分な説明を受けましょう。

内視鏡で切除できるかはがんの深達度による

大腸がんの治療法の基本は、がんを切除すること。切除の方法には、「内視鏡手術」「腹腔鏡《ふくくうきょう》手術」「開腹手術」の3つがあります。

内視鏡で切除できるかどうかには、転移のあるなしが大きくかかわってきます。

転移するかどうかは、がんの浸潤の深さ（深達度）に大きく関係します。腸の壁は内側から、粘膜、粘膜下層、固有筋層、漿膜《しょうまく》に分けられ、『大腸癌取扱い規約』（大腸癌研究会編／金原出版）では深達度によって次のように分類しています。

深達度TiS　がんが粘膜層にとどまり、粘膜下層におよんでいない
深達度T1a　がんが粘膜下層までにとどまり、浸潤距離が1000ミクロン未満である
深達度T1b　がんが粘膜下層までにとどまり、浸潤距離が1000ミクロン以上だが固有筋層にはおよんでいない
深達度T2　がんが固有筋層にとどまり、これを越えていない
深達度T3　がんが固有筋層を越えているが、漿膜表面に出ていない
深達度T4a　がんが漿膜表面に露出している
深達度T4b　がんが直接ほかの臓器に浸潤している

日本では、がんが粘膜下層までにとどまる「Tis」と「T1」を「早期が

大腸がんの深達度

早期がん

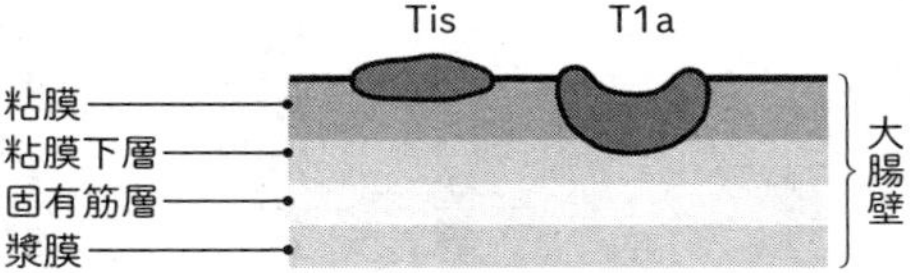

進行がん

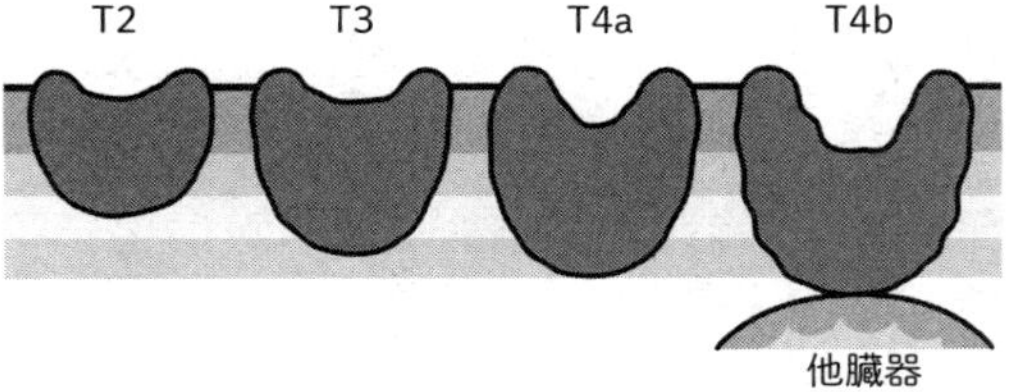

深達度

Tis= がんが粘膜層にとどまり、粘膜下層におよんでいない

T1a=がんが粘膜下層までにとどまり、浸潤距離が1000ミクロン未満である

T1b=がんが粘膜下層までにとどまり、浸潤距離が1000ミクロン以上だが固有筋層にはおよんでいない

T2= がんが固有筋層にとどまり、これを越えていない

T3= がんが固有筋層を越えているが、漿膜表面に出ていない

T4a=がんが漿膜表面に露出している

T4b=がんが直接、ほかの臓器に浸潤している

ん」と呼んでいます。このうち、まだ深達度の浅い「T1a」までは内視鏡による切除が可能です。

また、がんが固有筋層以下まで進んだもの（「T2」以上）を「進行がん」としています。

大腸内視鏡検査で見つかるその他の病気

ここからは、内視鏡検査で見つかる大腸がん以外の病気について解説します。

①潰瘍性大腸炎

潰瘍性大腸炎は、クローン病とまとめて「炎症性腸疾患」と呼ばれ、厚生労働省の特定疾患（難病）に指定されています。1970年代は非常にめずらしい病気でしたが、近年は内視鏡検査でもひんぱんに見つかります。

松島クリニックの2016〜2018年のデータでは、内視鏡検査で潰瘍性大腸炎が見つかった人は787人にもおよびました。

潰瘍性大腸炎は、大腸の粘膜にびらん（ただれ）や潰瘍を起こす病気で、よくなったり再発したりをくり返す慢性病です。直腸から結腸の口側に向かって、びまん性（広がり、はびこるように増えること）におかされます。

初期には、粘血便が日に何回も出ます。やがて血のついた下痢便がはじまり、その後、どろっとしたうみと血の混じった下痢の回数が増え、腹痛をともないます。重症の人では、発熱や頻脈、食欲不振や貧血、体重減少もあらわれます。

この病気の発症は20～30代と若い人に多いのが特徴です。最近は免疫抑制剤や生物学的制剤など効果的な薬が登場し、早く見つけて治療をすれば進行を抑えることができます。

ですが、いったん症状が落ち着いても、ストレスなどが引き金となって再発することもしばしばあります。再発をくり返すことは大腸がんのリスクの点からも避けたいことですが、一度、症状が治まると患者さんは薬をやめてしまうことも少なくありません（本来はつづけなければならないのですが）。

炎症を放置しておくと、8～10年くらいで大腸がんのリスクが高まります。血便、腹痛、下痢が三大症状ですが、これらがなくても、早期発見のために大腸内視鏡検査を受けることはとても重要です。

欧米には潰瘍性大腸炎の患者さんが100万人もいて、専門の医療センターも多く、専門医もたくさんいます。日本ではセンターがないため、大学病院の消化器科に患者さんが集中している状態です。

②クローン病

クローン病は、1932年にこの病気をはじめて報告したニューヨークの内科医、クローン医師の名前からつけられました。

潰瘍性大腸炎と同じように大腸に炎症が起こる病気で、口のなかから肛門までの消化管のどこにでも、炎症や深い潰瘍が起こります。また、関節痛や関節炎など、消化器以外の症状を合併することも少なくありません。

欧米では非常に多く、日本でも潰瘍性大腸炎ほどではありませんが、4万人以上の患者さんが確認されています。発症年齢は潰瘍性大腸炎より若く、20代が中心。10代で発症する患者さんも少なくありません。

おもな症状は、発熱、腹痛、下痢、体重減少などです。患部を切除しても再発しやすく、完全に治すのが難しい病気です。

クローン病も潰瘍性大腸炎と同様に、大腸内視鏡検査、小腸内視鏡検査で病気が確定されます。

③腸管ベーチェット病

ベーチェット病は、数は少ないものの、日本人には比較的多い病気です。口のなかの粘膜に潰瘍ができたり、ぶどう膜炎という眼の症状や、結節性紅斑（膝から足首に赤いしこりがたくさんできる病気）という皮膚症状が出たり、外陰部の潰瘍をくり返す、などの特徴があります。

遺伝的な素因や免疫異常などが関係しているといわれますが、原因は不明で、厚生労働省の特定疾患（難病）に指定されています。

このうち、副症状として腸管にびらんや潰瘍が起こるのが腸管ベーチェット病です。確定診断には大腸内視鏡が必要で、内視鏡で見ると、小腸と大腸の境目である回盲部に大きな潰瘍がたくさんできています。

潰瘍は深く下に掘られた形の「打ち抜き病変」と呼ばれるもので、これが診断のポイントになります。また、同時に腸管のリンパ節が腫れていることがほとんどです。

ベーチェット病は原因が不明なため、対症療法が主です。炎症が強いときは、抗生物質やステロイド、免疫抑制剤の投与がおこなわれ、潰瘍に穴があいた場合は緊急手術が必要になります。

④大腸憩室

憩室は、大腸の壁の一部が外へ袋状に飛び出しているものです。普通は症状がなく、大腸内視鏡検査で偶然発見されることがほとんどです。

大腸憩室が大腸内視鏡で見つかる頻度は非常に高く、松島クリニックでは2

016〜2018年の3年間に、10人に1人以上（10・93％）の確率で見つかっています。憩室には先天的なものと後天的なものがありますが、ほとんどは後天性です。

その原因のひとつが便秘です。便秘がつづくと、腸の筋肉が厚くなって、腸内部の圧が上がります。このため、血管が走っていて筋肉が弱い部分がヘルニアのように脱出してしまうのです。

高齢者に多いのですが、あらゆる年代で増えていて、背景には食事の欧米化があるといわれています。野菜や食物繊維の不足などが原因で便秘になることと関連しているからです。

無症状の人は治療の必要はありませんが、日常生活には注意が必要です。便秘などで憩室に便がつまると、便に含まれる病原菌から炎症を起こして腹痛や発熱、下血をきたし、ごくまれに大出血からショック状態に陥ることもあるからです。

症状がある場合は、絶食あるいは抗生物質の内服が必要となります。

⑤虚血性大腸炎

大腸の血管が何らかの原因でつまり、血行不良によって腹部の痛みや下血などの症状があらわれるのが虚血性大腸炎です。

高齢者に多いのは、加齢にともなって血管が硬くなっている人が多いためで、高齢化社会の日本では増加傾向にある病気です。ただ、若い方でも、ひどい便秘の場合には起こることもめずらしくありません。

大腸のどの部分にも起きますが、とくに多いのが下行結腸とS状結腸です。「おへその左下に強い痛みを感じ、トイレに行ったら血便が出た」というのは典型例です。

この病気は、症状が出てからでないと診断がつきません。症状が出て病院に行き、緊急に大腸内視鏡検査をおこなって診断をつけることになります。穿孔や腸閉塞がある場合は手術が必要になりますが、一般的には、数日間入院し、絶食にして腸を休め、抗生物質を投与すればよくなります。

なお、抗生物質などが原因で大腸に炎症が起こる「薬剤性大腸炎」でも、似たような症状が出ます。大腸内視鏡で見る患部の状態も似ていますが、このような場合は薬を中止するなどの処置が必要ですので、きちんと区別して診断しなければなりません。

⑥大腸ポリポーシス、遺伝性非ポリポーシス

大腸ポリポーシスは100個以上のたくさんのポリープができる病気の総称で、ポリープとは区別して扱います。多くは遺伝性で、代表的なものに、家族性大腸ポリポーシス、ポイツ・イエーガー症候群、若年性ポリポーシスなどがあります。

家族性大腸ポリポーシスでは、若いときまたは子どものときから腺腫性のポリープが消化管のあらゆる場所にでき、50歳までにがんが発症する確率が高くなります。ポイツ・イエーガー症候群、若年性ポリポーシスも、それぞれポリープが消化管にたくさんできるもので、がん化の確率が高くなります。このもうひとつ、遺伝性の大腸がんに、遺伝性非ポリポーシスがあります。この

病気の研究者であるネブラスカ大学の医師、リンチ氏の名前をつけて、「リンチ症候群」と呼ばれることもあります。

家族内に胃がん、大腸がん、子宮体がんが多発するのが特徴です。また大腸がんの発症後に胃がん、子宮がんと次々とがんが発症しますが、すべてが転移ではありません。

リンチ症候群は遺伝性のがんのなかでもっとも頻度が高く、またすべての大腸がんの2・5％程度を占めていると考えられています。平均発症年齢は43～45歳です。

遺伝性のがんについては、「遺伝カウンセリング」という、遺伝に関する相談や話し合いができる場があります。そこでは検査も受けられます。早期発見によって、元気に暮らしている人もたくさんいます。

⑦過敏性腸症候群

過敏性腸症候群は、正確には内視鏡検査で見つかる病気ではなく、内視鏡検査でほかの異常がないことが明らかになった場合に診断されます。

具体的には、便秘や下痢、腹痛などが6カ月以上つづいていて、明らかに腸の働きが異常な人が、内視鏡検査で大腸がんや炎症性腸疾患などの病気が見つからない場合です。

過敏性腸症候群には、下痢型、便秘型、混合型の3つのタイプがありますが、よく話題になるのは下痢型です。ちょっとした緊張ですぐ下痢が起こる、下痢や軟便が1日に何回も起こる、そのため通勤電車を途中で降りなければならないなどで、「サラリーマンがかかりやすい病気」ともいわれています。

この病気は、薬物療法や食事療法でかなりの人がよくなります。心理的ストレスが大きい場合は、大学病院や総合病院の心療内科に相談するのも有効でしょう。

⑧腸の癒着

大腸内視鏡検査で腸の癒着が見つかることは少なくありません。「癒着」とは、腹部のなかで隣りあった臓器と臓器がくっついてしまうことです。大腸は腹部のなかでもかなりの部分を占めるため癒着が起きやすく、どこかの臓器とくっつくと、癒着した部分の腸の動きが悪くなり、腹部がすっきりしない、便秘がちなどということが起こります。

一般的には、子宮の手術など腹部の開腹手術をしたあとになりやすいのですが、手術経験のない方にもときおり見られます。くわしいことは大腸内視鏡検査でわかります。

癒着を治すことはできませんが、原因がわかれば、腸の動きを改善する適切な薬を処方し、また、腸の動きをよくする食事をとっていただきます。

癒着による便秘はがんこで、市販の下剤ではよくならないケースもあります。内視鏡で癒着が見つかり、薬剤や食事などの適切な処置ができることは、患者さんにとってとても有用です。

⑨大腸メラノーシス

下剤の使い過ぎで起こる色素沈着＝大腸メラノーシスも、大腸内視鏡で見るとよくわかります。ひどくなると、腸の粘膜が真っ黒になっている人もいます。

大腸メラノーシスがなくても、慢性的に便秘で悩んでいる方は、大腸内視鏡によって、腸の動き（ぜん動運動）が悪いことが確認できます。

経験豊富な医師のもとで検査を受ければ、病気の有無はもちろん、大腸の動きはどうか、粘膜の色はどうかなどをくわしく教えてくれます

腸の状態や動きが悪いといわれた場合、第6章に紹介する「腸をよくする食事」を積極的にとりましょう。これによって腸の働きが活発になります。

内視鏡による大腸の画像

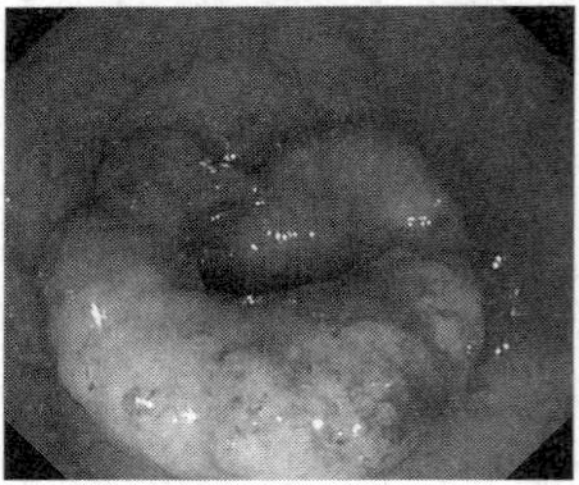
大腸がん（進行がん）

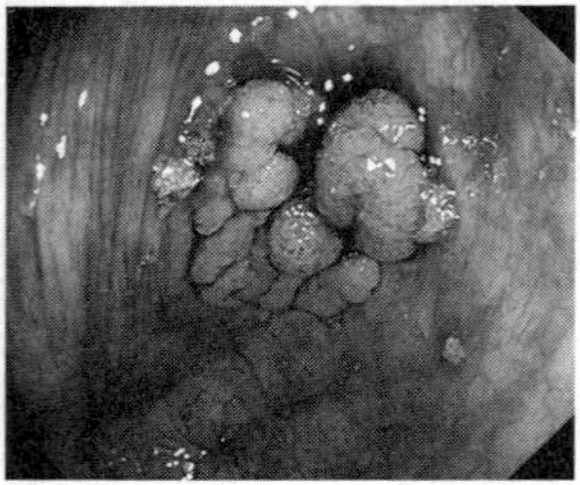
大腸ポリープ（平坦型）

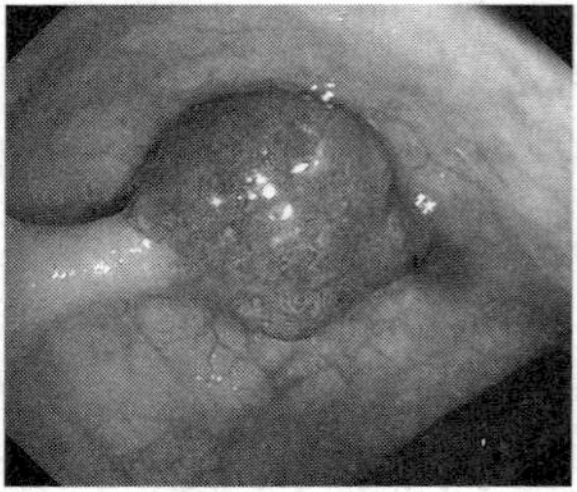
大腸ポリープ（隆起型）

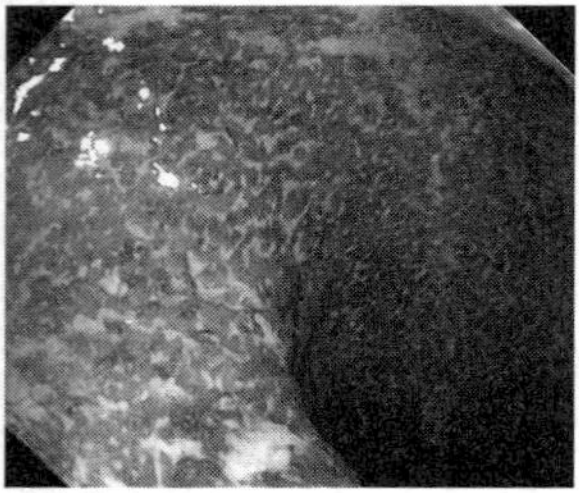
潰瘍性大腸炎

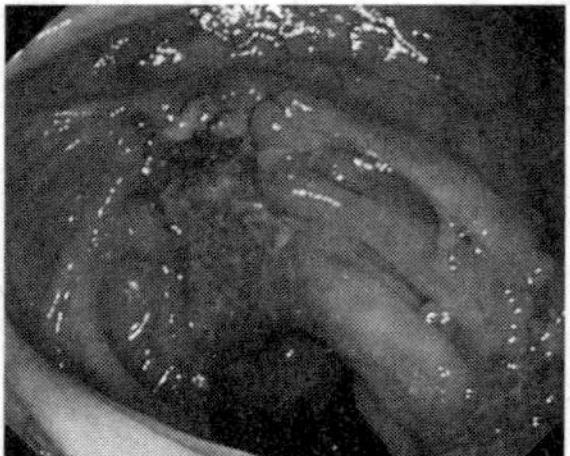
クローン病

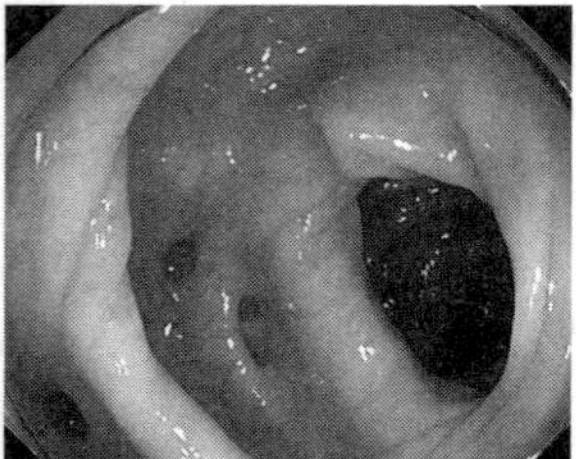
大腸憩室

COLUMN

大腸がんの進行の度合いを見る病期分類

大腸がんの治療法は、がんの進行の度合いによって変わります。

大腸がんの進行の度合いをみる「病期分類」には、ステージ分類、デュークス分類、ＴＮＭ分類、『大腸癌取扱い規約』の分類（102ページ参照）などがあります。

国際的に用いられているのはデュークス分類とＴＮＭ分類で、ステージ分類は日本の分類法です。日本ではおもにＴＮＭ分類とステージ分類が使われています。

①ステージ分類

0期　がんが粘膜にとどまるもの
Ⅰ期　がんが大腸壁にとどまるもの
Ⅱ期　がんが大腸壁を越えているが隣接臓器におよんでいないもの
Ⅲ期　がんが隣接臓器に浸潤しているか、リンパ節転移のあるもの
Ⅳ期　腹膜、肝、肺などへの遠隔転移のあるもの

②デュークス分類

デュークスA　がんが大腸壁内にとどまるもの
デュークスB　がんが大腸壁を貫いて浸潤するが、リンパ節転移のないもの
デュークスC　リンパ節転移のあるもの
デュークスD　腹膜、肝、肺などへの遠隔転移のあるもの

デュークスA＝ステージ0＆Ⅰ期
デュークスB＝ステージⅡ期
デュークスC＝ステージⅢ期
デュークスD＝ステージⅣ期

③TNM分類

TNM分類は、T（原発腫瘍の大きさ・広がり・深さの程度）、N（所属リンパ節転移の状況）、M（遠隔転移の状況）による分類法です。国際対がん連合により作成されたもので、国際的に広く使われています。

第5章

腸の不調を自分で治す

腸の4つの働きとは

腸を健康に保つには、大腸内視鏡検査に加えて、日々の生活が大切です。内視鏡でとくに目立った病気は見つからなかったけれど、便秘や下痢などの排便異常がある方はとくに、「腸をよくする生活」を心がけましょう。

なぜなら、腸の働きが悪化すると、全身の健康も悪化していく危険があるからです。つまり「腸の働きが悪いのは病気の一歩手前」と考えられるのです。

これについては、2012年に発表されたアメリカ・メイヨー医科大学の調査が参考になります。ミネソタ州に住む1988〜1993年のあいだに20歳以上だった人3993人を、2008年までの15年間にわたって追跡調査したものです（123ページ参照）。

それによると、「慢性的な便秘がある」と答えた人よりも、「慢性的な便秘がない」と答えた人のほうが、明らかに生存率が高かったのです。このことは、

便秘がない人のほうが長生きできる

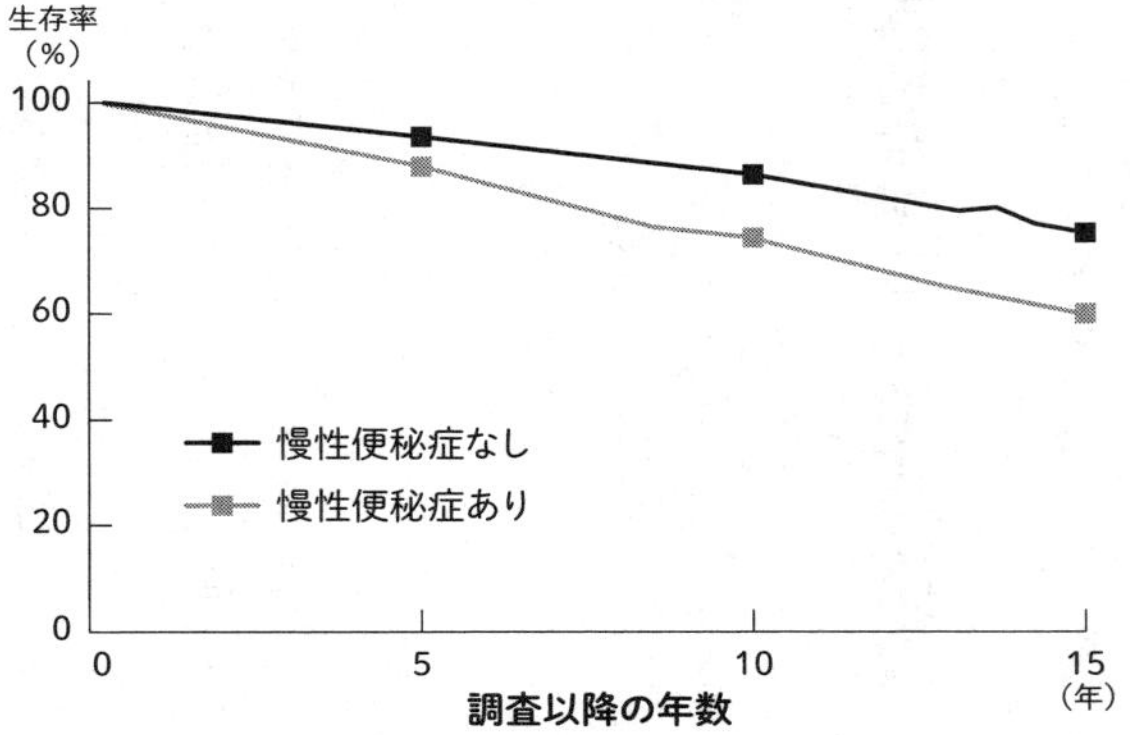

（Chang J.Y,et al The American Journal of Gastroenterogy.105.822-832.2010）

「便秘などで腸の働きが悪い人は長生きしにくい」というひとつの証明といえるでしょう。

腸の状態を健康に保つために、まずは腸が果たしている4つの大切な働きを知っておきましょう。

①消化
②吸収
③排泄
④免疫

腸の大切な働き①消化②吸収

消化・吸収は、私たちが食べたり飲んだりしたものから、生きていくための栄養素をとりこむ大切な働きです。消化・吸収にかかわる器官は、口、食道、胃、小腸。このうち小腸は6～7ｍにもなります。口から食べたり飲んだりしたものは、食道から胃に入り、そこで一部は消化されますが、大部分は消化しやすい形にくだかれて、まず小腸に送られます。

小腸は、胃に近いほうから十二指腸、空腸、回腸に分けられます。

食べ物が十二指腸へ入ると、膵臓《すいぞう》から膵液《すいえき》が分泌されて、炭水化物・たんぱく質・脂質を分解します。胆嚢《たんのう》からは胆汁が分泌されて、脂肪の消化を助けます。空腸と回腸は腸液を分泌し、炭水化物・たんぱく質・脂質を最終的に分解し、吸収します。

食べ物は約4時間かけて小腸を通過し、この間におもな栄養素はほとんど吸収されて、残渣《ざんさ》（食べかす）が大腸に送られます。

腸の大切な働き③排泄

消化・吸収を担当している小腸に対し、「排泄」を担当しているのは大腸で

腸のしくみ

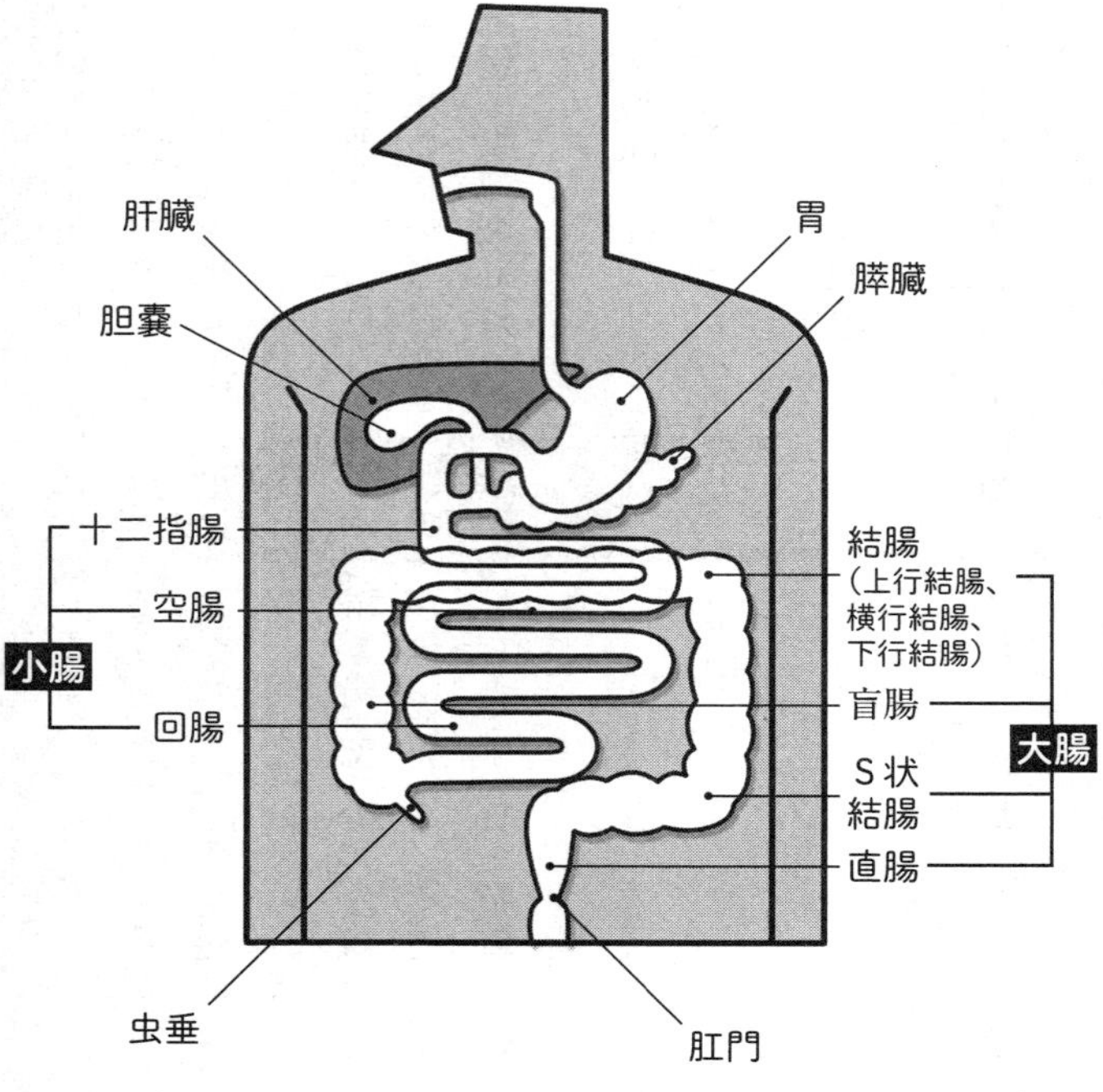

す。排泄には、「食べ物の栄養分と水分を吸収したあとの老廃物（食べかす）の排泄」と、「食べ物に含まれる有害成分や体内で生まれる毒素の排泄」の両方があります。

有害物質にも2種類あって、ひとつは「食品添加物や残留農薬、汚染物質など体の外から侵入するもの」、もうひとつは「老廃物が長時間体内にとどまることによって発生するもの」です。

大腸にはこれらの有害物質が集まり、ときに相互作用を起こしながら、有害物質以外に有毒ガスや活性酸素などもためこんでいきます。

これを、便ごと外に出す働きをするのが大腸です。排泄のシステムがうまく働かないと、老廃物が体内にとどまることになり、それがすぐに症状としてはあらわれないとしても、いずれは不調の原因となります。

・便が排泄されないと……

便が排泄されず、便秘がつづくと、ガスなどもたまり、次第におなかの圧迫感や腹部膨満感があらわれてきます（ガス腹）。
この状態がつづくと、食後に下垂してきた胃が圧迫されて胃の内容物の逆流を招き、胸焼けやゲップの原因となる「逆流性食道炎」を起こすこともあります。

また、便が出ない状態がつづくと新陳代謝も低下するため、脂肪が燃焼しにくくなり、太りやすくもなってきます。

おなかに冷えの症状も出てきます。血液内に有害物質が増えることで血行不良が起き、循環が悪くなることが原因です。冷えが関係している肩こりや腰痛などを訴える人も少なくありません。

ニキビなども現れやすくなります。これは悪玉菌が増殖して腸内環境が悪化した結果、有害物質が体内をめぐることが原因と考えられています。

さらに、老廃物には、たんぱく質を分解した結果つくられるインドールやスカトール、アンモニアなどが含まれますが、これらは体臭の原因や便のにおいのもとになりますので、体臭や便のにおいがきつくなります。

もちろん、大腸がんの危険にさらされるおそれもあります。大腸がんの6〜7割は直腸とS状結腸にできるのですが、これは「大腸がんは有害物質が長くとどまるところにできやすい」ことを示しています。

・排便のしくみ

小腸で消化と吸収がおこなわれたあとの老廃物は、大腸へ送りこまれます。大腸は、長さ約1・2〜1・6m。小腸に近いほうから、盲腸、結腸（上行結腸、横行結腸、下行結腸、S状結腸）、直腸でなりたっています。

胃腸に食べ物が入ると、腸神経がそれを感知して、小腸や大腸にぜん動運動を起こさせます。食べ物は消化しやすいように胃で分解され、ぜん動運動で小腸に送られて消化・吸収されます。消化・吸収されたあとの残りかす（残渣）はぜん動運動で大腸に送られ、盲腸を通過して結腸に入ります。

残渣は18時間以上かけて結腸を通過します。そのあいだに水分やミネラルなどが吸収され、S状結腸にたどり着くころには、水分を多く含んだ泥状成分が固まってしだいに便の状態になっていきます。

このときに胃にまた食べ物が入ると、胃と結腸の神経が刺激されて「胃・結腸反射」が起こり、それによって大きなぜん動運動（大ぜん動）が起きて、残渣（便）は直腸に送り出されます。

便が送りこまれて直腸が広がると、肛門を締めている肛門括約筋がゆるむ反射が起きて「便意」をもよおしやすくなります。そして排便につながるのです。

この一連の流れのなかで、スムーズな排便にいたるポイントは「大ぜん動」です。腸をリラックスさせてぜん動運動を活発化させるのは、自律神経のうちの副交感神経の働きです。副交感神経が活発になるのは夜から朝にかけて。ですから、**朝食をきちんととって胃に食べ物を入れ、胃・結腸反射を起こして大ぜん動につなげることはとても大切なのです。**

・便意がない人は危険！

腸が元気で健康なときは、このようなメカニズムで排泄がおこなわれています。ところが、便秘がちな人のなかには、排便の最終段階である「便意」がうまく起こらない人がいます。

便意は、医学的に「内臓感覚」と呼ばれるもののひとつです。内臓感覚とは、心臓、肺、胃、腸などの臓器から生じる感覚のことで、便意のほかには内臓の痛み、灼熱感、圧迫感、空腹感、口渇感、吐き気、尿意などがあります。

腸は神経細胞や、脳との連動、自律神経との関連によって動いていますが、排便の最終段階である「便意を感じて肛門を開け閉めすること」は本人の意思がないとできません。

大腸のなかに便がたくさんたまっているのに排便を知らせる便意がない――この状況に本人は気づいていたとしても医師は気づきにくく、見過ごされがちです。

便意がない方は要注意。積極的に生活療法に取り組む必要があります。

便意がなくなる引き金としてよくあるのは、排便をがまんすることです。「忙しい」「はずかしい」などという理由でがまんしていると、しだいに便意はなくなっていきます。

もうひとつの原因は下剤です。薬で便を出す頻度や量が多いほど、便意は正常に起こらなくなってきます。私の経験では自力での排便がほとんどなく、連日下剤を服用している方では、そのほとんどが自然な便意がなくなっています。

便秘外来を受診している200人を対象に「便意の有無」について質問したところ、程度に差はあるものの、「自然な便意がない」と回答した人は9割にもおよびました。

下剤は便秘を根本的に治すものではなく、薬の作用で腸を動かし、無理矢理にたまった便を出しているにすぎません。このため連日使っていると、腸から脳への指令、あるいは脳から腸への指令がしだいにうまくいかなくなり、薬を使わないときに自然な排便ができなくなるのです。

とくに問題となるのが、下剤のうちでも作用が強く使用頻度が高い「アントラキノン系下剤（センナ・大黄・アロエ）」。大腸を刺激して便を出すタイプの下剤です。薬を服用すると、腸が激しく収縮し、便を排出します。

服用したあとにあらわれる便意は、腸管への強い刺激によって起こる「おなかがしぶる感覚」であり、本来の自然の便意とは違います。これは便意ではなく、下剤によって起こる「しぶり感」なのです。自分の便意ではなく、無理に排便をうながすわけです。

残念ながら、市販されている下剤でもっとも多いタイプが、このアントラキノン系下剤です。腸の健康のためには、こうした下剤はできるだけ使わず、便秘を根本的に改善する治療を受けていただきたいと思います。

軽い便秘であれば第7章の食事療法でよくなります。中等症以上の場合は、便秘外来のあるクリニックできちんと治療を受けるようにしましょう。

腸の大切な働き④免疫

腸の働きの4番目は「免疫」です（腸管免疫）。

免疫はご存じのとおり、体外から入ってきた細菌やウイルスなどの病原体から、自分の体を守るしくみです。免疫の働きがなければ、病気にかかりやすくなるだけでなく、病気やケガの症状も悪化してしまうでしょう。

腸には、全身の免疫機能の60％以上が存在し、体のなかでいちばん大きな免疫系です。

その理由は、腸が外の世界とつながっているから。

腸とつながる口からは、食べ物や飲み物に加えて、微生物などの異物や病原菌も入りこみます。**そのため、腸が不健康で免疫が十分に働かないと、これらの異物や病原菌に対抗できず、つねに病気や不調に悩まされることになってしまうのです。**

腸のもつ高い免疫力が注目されるようになったのは、腸内細菌との関係からです。腸管の内側のひだのなかには４００種類余り、１００兆個もの常在菌が存在しています。この常在菌は腸内環境におよぼす影響から、大きく次の３つに分けられます。

・腸の環境によく働く「善玉菌」
・悪さをする「悪玉菌」
・状況によって善玉にも悪玉にもなる「日和見菌」

腸が元気で健康ならば、善玉菌20％、悪玉菌10％、日和見菌70％というバランスを保っていますが、便秘などで腸内環境が悪くなると、悪玉菌が増えてバランスがくずれ、免疫力も低下してしまうのです。

腸内細菌がすんでいるのはおもに大腸で、小腸にはあまり菌はいません。では、小腸は免疫機能に関係ないのかというと、そうではありません。腸管の粘膜には、腸特有のリンパ組織（免疫機能を担《にな》うリンパ球が集まる部位）があります。これは「腸関連リンパ組織（GALT）」と呼ばれ、この容積は腸の25％にもおよぶといわれています。この腸関連組織こそが、腸管免疫系を担っています。

腸関連リンパ組織は、次の3つで構成されています。

①「パイエル板」と呼ばれる組織（小腸のみ）
②腸管上皮細胞と、そこに存在する上皮細胞間リンパ球（小腸・大腸に存在）
③粘膜固有層と、そこに存在する粘膜固有リンパ球（小腸・大腸に存在）

なかでも重要なのは、小腸のパイエル板です。

口から入ってきた異物や病原菌が小腸に達すると、パイエル板のなかの免疫細胞が、病原菌を攻撃するための抗体をつくります。この抗体が病原菌をやっつけて無害化するので、体の健康は守られるのです。

腸が元気で健康であれば、病気の原因であるウイルスや細菌、あるいはがん細胞の増殖を抑えるなど、命を守る免疫のシステムが働きます。ところが、腸がダメージを受けていると、このシステムがくずれ、ときには命をおびやかすほどの重大な事態に陥ることもあります。

わかりやすい例は、医学用語で「バクテリアル・トランスロケーション（B

T)」という現象です。

BTは、口から食べ物をとることができない患者に対して、体外から消化管内に通したチューブで流動食を与える処置（経管栄養）をきっかけに起こります。経管栄養をおこなうと、小腸や大腸をほとんど使わなくなってしまいます。このことが腸管の動きを弱め、腸管粘膜の力も弱めます。

この結果、腸内細菌のうちの悪玉菌が異常増殖を起こし、これが弱まった粘膜を突き抜けて、血液などに侵入し、全身に広がるのです。悪寒や発熱、倦怠感、鈍痛、認識力の低下や血圧の低下などの炎症反応、さらには意識障害、全身に血栓が生じる多臓器不全など敗血症の症状が出る場合もあります。

こうしたことは特別な病気にかぎらず、日常生活でも起こりえます。きちんと食事をとらない生活はそういう意味でも危険なのです。

腸の健康にもっとも重要なのは食事

腸の健康を保つためには、これら「消化」「吸収」「排泄」「免疫」の4つの腸の機能をスムーズに働かせることが大事です。次ページの「食べ物・栄養・身体活動と大腸がんの関係」についてまとめたアメリカの調査は、腸の健康維持のために重要なことと重なりますので、参考にしてください。

もっとも大切なのが食事です。消化管は食べたものが直接入ってくる器官であり、食事の内容が腸の働きを大きく左右します。象徴的なのは便秘で、便通をよくするためには食物繊維や乳酸菌など、腸管を動かす食材が欠かせません。また、腸の免疫機能においても、ある種の栄養素が重要なことがわかってきています。

たとえば、アミノ酸の一種で、生肉や生魚、生卵などに多く含まれている「グルタミン」（うまみ調味料のグルタミン酸とは異なります）。これは小腸では1番

食べ物・栄養・身体活動と大腸がんとの関係

確実性	予防因子	危険因子
確実	①身体活動 ②食物繊維を含む食べ物	①赤身肉 ②加工肉 ③アルコール飲料（男性） ④肥満 ⑤内臓脂肪型肥満 ⑥高身長
ほぼ確実	①にんにく ②牛乳 ③カルシウム	①アルコール飲料（女性）
限定的	①非でんぷん性野菜 ②果物 ③ビタミンDを含む食べ物	①鉄を含む食べ物 ②チーズ ③動物性脂肪を含む食べ物 ④砂糖を含む食べ物

（2011年 World Cancer Research Fund）

め、大腸では2番めのエネルギー源となるうえ、リンパ球の栄養源でもあるので、小腸の免疫機能を活発に働かせるためにも大切な成分です。

また、「短鎖脂肪酸」も大腸の働きに欠かせない脂肪酸です。

短鎖脂肪酸は結腸の運動を刺激したり、消化管の上皮細胞の増殖をうながしたり、さらには粘膜の血流を増加させたりという、大腸の活動のエネルギー源となります。なかでももっとも重要なのは「酪酸《らくさん》」です。短鎖脂肪酸は腸内細菌が発酵することによってつくられますが、発酵には食物繊維が必要です。

ほかにも、腸の働きを高める食材や栄養素には、植物性乳酸菌、オリーブオイル、ペパーミント、オリゴ糖などがあり、その効果はさまざまな検証によって確認されています。

運動も重要

運動は、腸にとっても非常によいものです。運動不足によって便秘が起こりやすいことは経験的に知られていますし、大腸がんの予防に体を動かすこと（身体活動）が効果的であることは国際的にも認められています。

運動は、日本でも急増している結腸がんで、とくに有効です。また、男性は女性よりも運動のメリットが多いこともわかっていますので、日頃運動不足を自覚している男性はぜひ、適度な運動を生活に取り入れてください。

身体活動がなぜ大腸がんを予防するのか、くわしいメカニズムは明らかではありませんが、いくつかの理由が推測されています。

もっとも有力なのは、**身体活動によって腸管のぜん動運動が活発になることです。**

便が滞り、S状結腸にたまると、そこで腸は大腸がんのリスクとなる胆汁酸などにさらされつづけることになります。ぜん動運動が活発になると便の排泄がうながされ、こうしたリスクが抑えられると考えられています。

このほか**身体活動には、がんのリスクとなる活性酸素を消去する力を高めたり、がん細胞をやっつけるリンパ球の一種「ＮＫ細胞」の活性を高める働きも**

あります。

NK細胞活性はストレスなどで低下します。ストレスを軽くするのはなかなか難しいもの。体を動かすことでNK細胞活性が高まるというのは朗報です。

また、身体活動はそれ自体に減量効果がありますので、肥満の予防につながり、メタボリックシンドローム対策にもなります。

世界がん研究基金と米国がん研究機関の2011年度の報告によれば、**身体活動が中程度以下の場合、「1日に1時間程度の早歩き」か、これに匹敵する運動と、1週間に合計1時間程度の活発な運動をすすめています。**

「1日に1時間程度の早歩き」はたいへんそうに思えますが、電車やバス通勤なら乗り降りする駅をずらして、朝晩30分ずつ歩くようにすれば達成しやすくなるでしょう。

なお、高血圧など持病を抱えている人は、主治医と相談しながら運動内容を決めてください。

自律神経のバランスも大切

ふだんは規則的にお通じがあっても、旅行などいつもと違った環境だと、便秘が起こりやすくなります。自宅のトイレではスムーズな排便ができるのに、会社など外のトイレでは緊張して便がうまく出ないこともあります。

これはストレスによるもので、自律神経のうち交感神経の緊張によって起こります。

自律神経は、意志とは無関係に体内のすべての調整をおこなっている神経で、交感神経と副交感神経があります。運動すると心臓の動きや呼吸が速くなったり、顔が紅潮したりするのは交感神経の役目です。血圧や血流を増やして、活動のための酸素を全身に送ろうとするのです。

反対に、心臓をゆっくりと動かし、全身をリラックスさせる働きをしているのが副交感神経です。交感神経と副交感神経がバランスを保ちながら働いていて、活動の活発な昼は交感神経がおもに働き、夜寝ているときや朝は副交感神経がメインになります。

自律神経は、腸のぜん動運動にも深くかかわっています。リラックスしたとき、副交感神経が優位になると（リラックス・モード）腸の働きがよくなって、排便がうながされやすくなります。逆に緊張して交感神経の働きが優位になると、腸の働きは鈍くなり、排便が抑制されます。

ストレスがあると（ストレス・モード）自律神経は乱れ、腸の動きは悪くなります。便秘だけでなく、下痢も同じようにストレスが原因で悪化しますが、これも自律神経とのかかわりが深いのです。

自律神経のバランスが悪化する要因には、ストレスのほかに「冷え」もあります。体が冷えすぎると腸の機能は悪化しますので、冬やエアコンの効いた夏には排便異常（便秘）を訴える人が増えます。また、睡眠不足や、不規則な生活も自律神経のバランスを悪化させてしまいます。

第6章

腸をよくする食べ物・食べ方

腸の善玉菌を増やすプロバイオティクス

健康な腸を保つために、もっとも大切なのが日々の食事です。大腸内視鏡検査で大きな病気がなく、医療機関の診断で「治療の必要がない」といわれた人でも、食事は大切なのです。

まず、「プロバイオティクス」についてです。

プロバイオティクスとは、「善玉菌を増やして、腸内環境をよくする微生物や菌、またそれらを含む食品」のことです。

人間の腸には、１００種類以上、１００兆個以上の腸内細菌がすんでいます。

腸内細菌は、宿主が摂取した栄養分をおもな栄養源として発酵することで増殖し、同時にさまざまな代謝物をうみだします。また、外部から侵入した病原菌が腸内で増殖するのを防いで、感染しないように体を守る役割もしています。

食事がかたよったり、便秘がつづいたり、ストレスや抗生物質の服用などで腸内細菌のバランスがくずれると、この働きが弱くなり、病気にかかりやすくなります。

腸内細菌には、前述したように、体にプラスとなる善玉菌と、マイナスになる悪玉菌があります。細菌の総量もほぼ決まっていて、善玉菌が増えると悪玉菌が減り、善玉菌が減ると悪玉菌が増えます。

このため、腸内での善玉菌、悪玉菌の勢力関係は、健康のためにとても大切です。

プロバイオティクス①乳酸菌

プロバイオティクスの代表は乳酸菌です。

乳酸菌の整腸作用は、昔からよく知られています。すでに1908年に、パスツール研究所のメチニコフという人が「乳酸菌は腸内で増殖し、老化防止や長寿に役立つ」ことを指摘しています。

乳酸菌は、キムチやみそなどの発酵食品などにも多く含まれています。

・動物性乳酸菌より植物性乳酸菌を

ヨーグルトなどに含まれる動物由来の乳酸菌を「動物性乳酸菌」といい、キムチやみそなどに含まれる植物由来の乳酸菌を「植物性乳酸菌」といいます。この2つには、「腸への届きやすさ」という点で違いがあります。

動物性乳酸菌の多くは胃液、腸液のなかで死滅してしまい、腸の奥まで届きにくいのですが、植物性乳酸菌は、乳酸菌のなかでもとくに生命力が強く、酸やアルカリ、温度変化に強いため、胃や腸で死滅することなく、生きたまま届きやすいのです。

生きたまま腸に届いた植物性乳酸菌は、乳酸を放出して、腸内環境を弱酸性にします。腸内が弱酸性になると、善玉菌が増えます。

日本の食材に含まれるものでは、すぐき漬け、すんき漬け、ぬか漬け、みそ、しょうゆ、日本酒などがあります。

かつての日本では、植物性の食べ物が非常に多く、それらを保存するために、干したり、塩蔵したりしてきました。貯蔵のために発酵や醸造という方法が発達して、これが漬け物などになっていきました。

ですから、自然と植物性乳酸菌を食べる機会が多く、腸内環境はよかったのです。植物性乳酸菌は、腸にやさしい日本の食文化に戻るという意味でもおすすめです。

・植物性乳酸菌で下剤を減らすことができた！

とくに、京都の特産品である「すぐき漬け」には、植物性乳酸菌のひとつであるラブレ菌が非常に多く含まれています。ラブレ菌は、すぐき漬け3切れ(30g程度)の少量で、1日に必要な植物性乳酸菌がとれるといわれています。また免疫力を高める働きがあることもわかっています。

このラブレ菌（カプセル入りのもの）を、松生クリニックの便秘外来に通っている、慢性便秘症で下剤が手放せない患者さん44名に4週間摂取していただいたところ、ラブレ菌を摂取していたあいだは明らかに下剤を減らすことができました。

また、摂取期間は心理テストも受けていただいていたのですが、摂取期間最終日には「緊張・不安」「抑うつ・落ちこみ」の点が明らかに低くなるという結果も得られました（151ページ参照）。

つまり、植物性乳酸菌（ラブレ菌）を摂取することで、慢性便秘症の患者さんの下剤使用量を減らすことができ、さらに、不安や落ちこみなどの気分の改善にも有効であることがわかったのです。

プロバイオティクス②食物繊維

食物繊維とは「消化吸収されない植物成分」のことで、野菜や穀類、果物に多く含まれています。腸の善玉菌のえさとなり、短鎖脂肪酸（酪酸、酢酸、プロピオン酸）をつくって人間の腸のエネルギー源となってくれるなど、腸にとっ

ラブレ菌の摂取で下剤の量を減らすことができた！

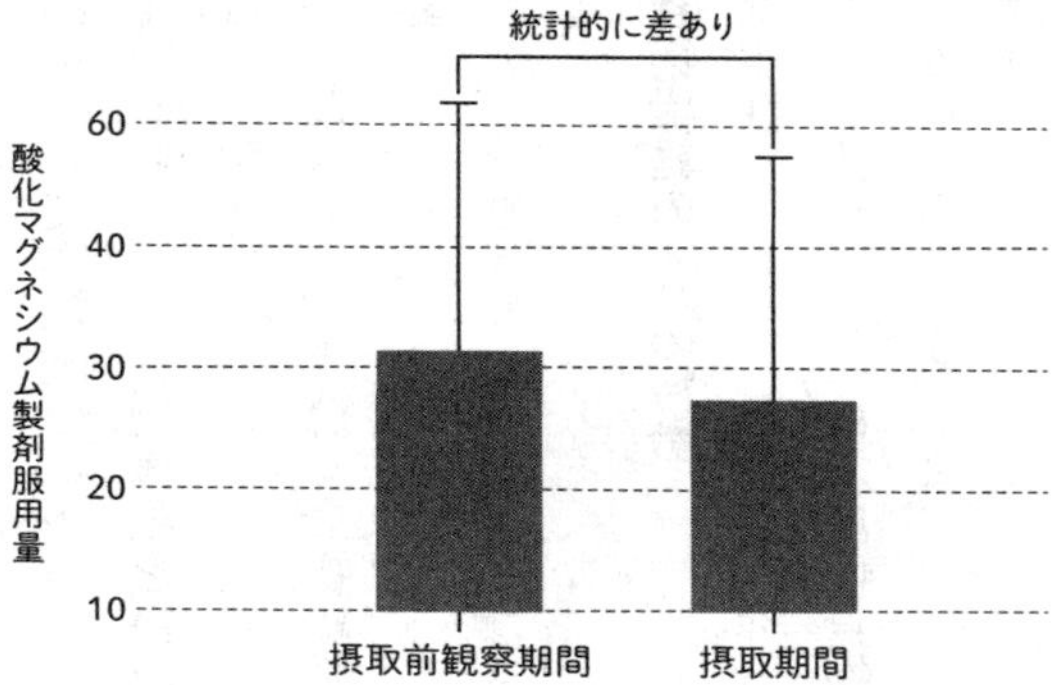

（松生クリニック調べ）

ラブレ菌の摂取で心理テストが明らかに好転した！

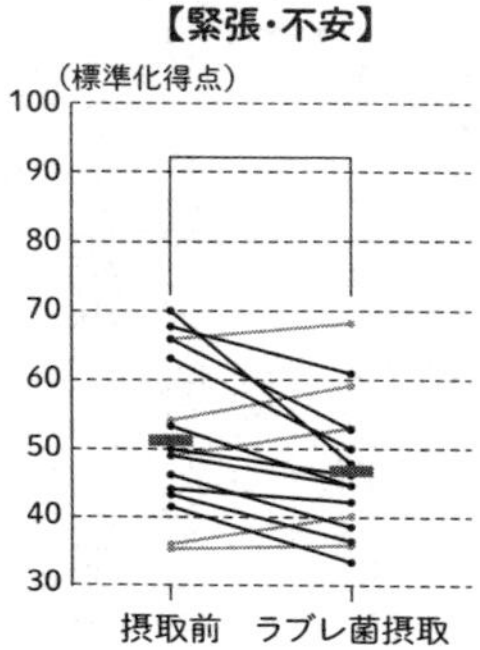

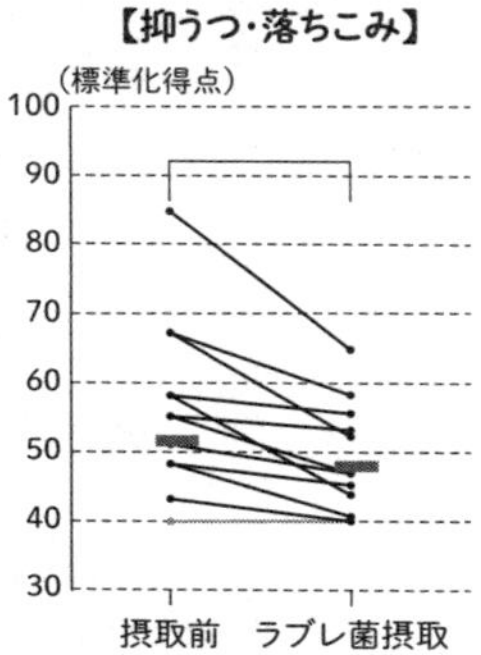

（松生クリニック調べ）

てさまざまなよい働きをします。

大腸がんと食物繊維のかかわりについてははっきりした結果は出ていませんが、1回5g以下の食物繊維を摂取したグループと30g以上摂取したグループとでは、大腸がんのリスクに明らかな差があるといわれています。

便秘の改善には、十分な食物繊維が必要です。また、肥満やメタボ対策に食物繊維は欠かせません。

それは、食物繊維が次のような4つの特徴をもっているからです。

・食物繊維の4つの特徴

①保水性

水を含む性質。これは水溶性食物繊維の特徴で、これにより便がやわらかくなって便のかさを増やします。

②粘性

水に溶けるとねっとりしたゲル状になる性質。れんこんなどに含まれるペクチン、こんにゃくや山芋などに含まれるグルコマンナンがこの性質をもっています。

ゲル状になると、食べ物はゆっくりと移動し、血糖値が上がりにくくなる、血中コレステロールが下がる、などの効果があります。

③吸着性

コレステロール、便から発生する胆汁酸、食べ物に含まれる有害物質などを表面にくっつけて、便のなかに排泄する性質。コレステロールや胆汁酸が排泄されると、血中コレステロールが低下します。また動物実験ではありますが、ダイオキシンの排泄をうながす働きも確認されています。

④発酵性

大腸にすむ、よい細菌によって分解される成分もあります。分解後は有機酸や短鎖脂肪酸と呼ばれるものにかわり、その結果、大腸のなかが酸性になって、有害な細菌がすみにくくなり、腸が健康になるというわけです。

・食物繊維は1日25gが目標

食物繊維の摂取量としては、1日あたり25gを目標にしましょう。

厚生労働省は女性で1日あたり20〜21g、男性では26〜27g以上をとるようにすすめています。

また、日本肥満学会による「肥満・肥満症の指導マニュアル」では、肥満の人に対して食物繊維を1日30g以上とるように指導しており、ここから覚えやすい「25g」という数字を提唱しています。

日本人の実際の食物繊維の摂取量は1日平均14g。20代女性では12gという少なさです。25gはなかなか難しいかもしれませんが、可能なかぎり近づけてほしいと思います。

・食物繊維のとり方のコツ

ただし、食物繊維もとり方にコツがあり、間違った方法だとかえって便が硬くなり、便秘が助長されることもあるので注意が必要です。

なぜなら、食物繊維には、「不溶性食物繊維」と「水溶性食物繊維」の2種類があるからです。

不溶性食物繊維は、水に溶けない食物繊維。セルロースなどが多く含まれるレタスやキャベツなどです。

水溶性食物繊維は、水に溶ける食物繊維。大麦、スーパー大麦などに多く含まれるβ—グルカン、昆布やわかめなどの海藻類に多い低分子アルギン酸ナトリウム、りんごなど熟した果実に多いペクチンが代表的です。

便秘の改善には両方をバランスよく食べることが大切で、とくに水溶性食物繊維は欠かせません。ところが、食物繊維というと「生野菜」「サラダ」というイメージが強いからか、現実には不溶性食物繊維ばかりをせっせと食べている方が多いのです。

しかし、不溶性食物繊維は水に溶けないため、それだけだと便が硬くなってしまったり、腹部膨満感が強くなったりしてしまいます。

・水溶性対不溶性は1対2の割合でとる

「水溶性」対「不溶性」は「1対2」でとるのがポイントです。

慢性便秘症の患者さんに水溶性食物繊維の一種であるポリデキストロースを摂取してもらったところ、水溶性食物繊維7g、不溶性食物繊維14gの割合が、排便に対してもっともよい結果が得られたことにもとづいています。

便秘に悩み、下剤をときどき使用する患者さんに同意を得て、ポリデキストロース入り飲料水を10日間飲んでもらったところ、92例中59例に便秘の改善効果があったのです。

さらに、重い便秘の患者さんに対しても、30日間の摂取で80%以上の人に硬い便がやわらかくなり、排便回数も増加するという結果が出ました。また、飲料水によって、下剤を減らすこともできました。

食物繊維が思うようにとれないときは、ポリデキストロール入りの食品を活用することもおすすめです。

また、水溶性食物繊維と不溶性食物繊維の比率が1対2であるキウイフルーツをとると、1日の水溶性食物繊維量を増やすことができます。

・食物繊維の多い食べ物とF・I値、S・F値

食物繊維が多い食品を意識的にとっていただくために、目安として、158〜159ページに一覧表をあげました。

この表にある「S・F値」とは、総食物繊維量に占める水溶性食物繊維の比率になります。この値が高いほど、水溶性食物繊維が多く含まれていることになります。

また「F・I値」とは、食材100g中に含まれるエネルギー量（キロカロリー）を100g中の食物繊維で割った値のことで、これが低いほどエネルギー量が低くて食物繊維が多いことになります。ダイエットなどでカロリー量を気にされる方は参考にしてください。

	食品名	食物繊維(g)	カロリー(cal)	F・I値	S・F値
野菜	グリンピース	8.6	110	12.8	12
	オクラ(茹で)	5.2	33	6.3	31
	枝豆(茹で)	4.6	134	29.1	11
	そら豆(茹で)	4.0	112	28	10
	ブロッコリー(茹で)	3.7	27	7.3	22
	春菊(茹で)	3.7	27	7.3	30
	かぼちゃ(茹で)	3.6	60	16.7	22
	モロヘイヤ(茹で)	3.5	25	7.1	19
	にんじん(茹で)	2.8	36	13	33
	ほうれん草(生)	2.8	20	7.1	25
	ゴーヤ	2.6	17	6.5	19
	さつまいも(蒸し)	2.3	134	58	26
	キャベツ	1.8	23	12.8	25
	じゃがいも(蒸し)	1.8	84	46.7	33
	大根(茹・皮むき)	1.7	18	10.6	47
	玉ねぎ	1.6	37	23.1	41
	白菜(茹で)	1.4	13	10.8	23
	レタス	1.1	12	10.9	22
	きゅうり	1.1	14	12.7	18
	トマト	1.0	19	19	30

出所:文部科学省「日本食品標準成分表2015年版(七訂)」
準拠:「七訂食品成分表2016」(女子栄養大学出版部)
注:S・F値の空白欄は不溶性食物繊維と水溶性食物繊維の分析が不可能であるため

食物繊維の含有量とS・F値とF・I値（100g中）

	食品名	食物繊維(g)	カロリー(cal)	F・I値	S・F値
穀類・麺類	ライ麦パン	5.6	264	47	36
	食パン	2.3	264	115	17
	そば（茹で）	2.0	132	66	25
	もち麦ご飯（5割炊き）	1.9	144	75	47
	パスタ（茹で）	1.7	165	97	29
	玄米	1.4	165	118	14
	うどん（茹で）	0.8	105	131	25
	精白米（ご飯）	0.3	168	560	−
きのこ類	しいたけ（茹で）	4.8	19	4.1	4
	えのきだけ（茹で）	4.5	22	5	7
	まいたけ（茹で）	4.3	18	4.7	4
海藻類	真昆布	27.1	145	5.4	−
	わかめ（乾）	5.8	17	2.9	−
	寒天	1.5	3	2	−
	もずく	1.4	4	2.9	−
果実	干し柿	14.0	276	20	9
	プルーン（乾）	7.2	235	33	47
	アボカド	5.3	187	35	32
	キウイフルーツ	2.5	53	21	28
	りんご（皮むき）	1.4	57	40.7	28.6
	桃	1.3	40	31	46
	バナナ	1.1	86	78	9

・スーパー大麦（バーリーマックス）

水溶性食物繊維を効果的にとるなら、毎日のごはんに「スーパー大麦（バーリーマックス）」を混ぜて麦ごはんにしていただくのがおすすめです。

スーパー大麦はオーストラリアで開発された大麦の一種で、大麦βグルカンという水溶性食物繊維をたくさん含んでおり、100gの食物繊維は23gと、なんと白米の約40倍。βグルカンには悪玉コレステロール値を下げる、糖質の吸収を抑えて食後の血糖値の上昇を抑えるなどの働きがあります。

また、朝ごはんにスーパー大麦を食べると、糖質の吸収を抑える働きが次の食事（昼食）まで持続するため、ダイエットや糖尿病予防にもなります。これをセカンドミール効果といいます。

スーパー大麦ごはんは、米1合に対しスーパー大麦大さじ4、水は米1合分の水にスーパー大麦分の水80ミリリットルを加えて炊いて作ります。

プロバイオティクス③オリゴ糖

オリゴ糖は、単糖（炭水化物を分解したときに、これ以上分解できない最小単位）が2〜20個結びついたものをいいます。

砂糖の主成分であるショ糖や麦芽糖など、小腸で吸収されやすくエネルギー源になるものもありますが、人間の消化酵素では消化されないものもあります。

これらは分解されることなく大腸まで到達し、善玉菌の代表であるビフィズス菌のえさとなります。

つまり、オリゴ糖をとると、腸内の善玉菌が増え、さらには腸内の短鎖脂肪酸を増加させて、腸内環境がよくなるのです。

・オリゴ糖の種類

市販されているオリゴ糖には、ダイズオリゴ糖、フラクトオリゴ糖、イソマルトオリゴ糖、乳糖果糖オリゴ糖などの種類があります。

ダイズオリゴ糖は、大豆タンパク質を利用したあとの残りかすからつくられる、大豆に含まれるオリゴ糖の総称です。エネルギーはショ糖の半分と低カロリーで、熱や酸にも強いのです。ダイズオリゴ糖を1日に3g摂取すると、腸内のビフィズス菌は数倍に増えるといわれています。

フラクトオリゴ糖は、消化酵素で分解されにくく、ビフィズス菌の増殖をうながします。

イソマルトオリゴ糖は、はちみつ、みそ、しょうゆなどに含まれるオリゴ糖です。ビフィズス菌の増殖をうながし、熱や酸にも強く、料理に利用するとうまみやコクが出ます。

乳糖果糖オリゴ糖は、乳頭と砂糖を原料としてつくられるオリゴ糖です。

・オリゴ糖が便秘に効くことが証明された

下剤（マグネシウム製剤）を常時服用している慢性便秘症の患者さん29名を対

象に、乳糖果糖オリゴ糖6・2gを、1日2回、4週間とっていただいたことがあります。

その結果、下剤の服用量・服用回数ともに有意な減少が認められました。これにより、オリゴ糖に腸内環境を改善させる働きがあることが証明されました。

・オリゴ糖のとり方

オリゴ糖は、玉ねぎ、いんげん豆、エシャロット、ごぼう、豆乳や豆腐、納豆にも多く含まれています。また、バナナやリンゴなどの果物にも豊富ですので、毎朝、果物を食べたり、ジュースにしたりすると簡単です。

オリゴ糖の摂取の目安は1日3・5g。大量にとる必要はないので、意識さえすれば無理なく必要量がとれると思います。

腸を動かす食べ物①オリーブオイル

プロバイオティクスの次は、消化管を動かす働きにすぐれた食材について、ご紹介します。医学的にも研究され、その効果が明らかなものがいくつもあります。私は、こうした食材を「消化管作動性物質」と名づけました。

消化管作動性物質の代表は、オリーブオイルです。

オリーブオイルは、紀元前から排便促進効果が知られていました。イタリアではいまでも、子どもの便秘にオリーブオイルを飲ませることがあります。**オリーブオイルには腸を動かす働きがあり、これが排便をうながすのです。**

その秘密は、オリーブオイルに豊富に含まれている「オレイン酸」にあります。オレイン酸は、脂質のおもな成分である脂肪酸の一種です。オリーブオイル100ミリリットル中に含まれる脂肪酸は94㎎ですが、このうちオレイン酸は75％、リノール酸は10・4％で、ほかの油とくらべると非常にオレイン酸が多いのです。

オリーブオイルの排便促進効果（消化管運動促進効果）を検証したのは、アメリカの学者、マイケル・フィールドです。

動物の空腸（小腸の一部）にオリーブオイルを投入。比較対象として、ひまし油（こちらも便秘に昔から使われてきました）を流して、それぞれの油に含まれる脂肪酸が食べ物の吸収をつかさどる小腸でどのように働くかを比較しました。

ちなみにオリーブオイルでは脂肪酸のうち70～75％がオレイン酸、ひまし油ではおもにリチノール酸です。

その結果、短時間でみた場合ですが、オレイン酸のほうがリチノール酸よりも小腸に吸収されにくく、小腸の外に分泌されにくいことがわかりました。これは、オレイン酸を含むオリーブオイルが、一時的に比較的多くとった場合、小腸で吸収されにくいことを証明しています。

このことから、短時間のうちに、比較的多め（大さじ1～2杯）のオリーブオイルを摂取すると、それが小腸まで届き、そこで腸が刺激されてスムーズな排便をうながしてくれると考えられるのです。

・オリーブオイルで重症便秘が改善

私たちの調査でも、オリーブオイルの効果は認められています。大腸メラノーシスをもつ重い便秘で、下剤がないと排便できない下剤依存症の患者さんに対し、オリーブオイルを朝食時に2週間連続で30ミリリットル(大さじ2杯)とっていただいたことがあります。その結果、64例中63例が下剤の服用量を減らすことができました。

・オリーブオイルの健康効果

オリーブオイルには、熱処理など精製処理をしていない「バージンオリーブオイル」と、精製処理をした「精製オリーブオイル」があります。バージンオリーブオイルのなかでもっとも品質の高いものが「エキストラバージンオリーブオイル」です。オリーブの果実をそのまま絞った油で、数ある油のなかでもっとも高い抗酸化作用をもっています。

エキストラバージンオリーブオイルには、32種類ものポリフェノールが含有されています。これらポリフェノールのさまざまな健康効果が明らかになってきたので、以下にまとめておきます。カッコ内は判明しているポリフェノールの種類です。

①動脈硬化予防（オレウロペイン、ヒドロキシチロソール）
②心臓病予防
③アルツハイマー病予防（オレオカンタール）
④ヘリコバクターピロリ菌感染症予防
⑤大腸がん、乳がんなどのがん予防（オレウロペイン、ヒドロキシチロソール）
⑥エキストラバージンオリーブオイルを中心とする地中海型食生活のメタボリックシンドローム予防
⑦関節リウマチの痛みに対する効果（オレオカンタール）

⑧潰瘍性大腸炎に対する効果（オレオカンタールが有効であることが判明）
⑨全身のさまざまな部位に効果があり、スローエイジング、アンチエイジングへ
⑩糖尿病予防
⑪マインドフルネス効果

・オリーブオイルは酸化しにくい油

一般に油は酸化しやすいのですが、オリーブオイルにはポリフェノールなどの抗酸化物質が豊富に含まれているため、酸化しにくい油です。こうした特性が、がんの予防に有効に働くのかもしれません。

いっぽう、大腸がんのリスクを高める恐れのある脂質には、あとで述べる動物性の脂肪（豚や牛の赤身肉、チーズ、バターなどの乳製品）、そして、サラダ油に多く含まれるリノール酸があります。

リノール酸は必須脂肪酸の代表です。必須脂肪酸は人間の体内では合成する

ことができないため、食べ物からとる必要のある脂肪酸です。しかし、とりすぎると、動脈硬化の発症につながる恐れがあるのです。

また、リノール酸は、空気に触れるとたいへん酸化されやすい脂肪酸です。酸化した食品をとると体内の活性酸素が増え、細胞に悪影響をおよぼします。それががんの原因になるわけではありませんが、がんが発生した場合には促進因子になります。

・1日スプーン2杯が目安

アメリカでは、日本の厚生労働省にあたる米国食品医薬品局（FDA）が、毎日、スプーン2杯のオリーブオイルをとることをすすめています。

オリーブオイルのほかには、植物ステロールが配合された食用油（米油、ごま油、なたね油）もおすすめです。

植物ステロールとは広く植物に含まれる成分で、とくに豆類や穀類の胚芽に多く含まれています。アメリカの研究で、植物ステロールの摂取量が少ない地域ほど大腸がんの発症率が高いという報告があります。

また、疫学的調査でも、植物ステロールを多くとったグループで大腸がんの発症率を低下させ、進行を遅らせる働きがあることがわかっています。

オリーブオイルを使ったメニューは、朝食にとるのが理想的です。朝食後は、1日のうちで腸のぜん動運動がもっとも活発になる時間帯です。ここで腸を動かす食材をとることが、腸の健康を守るのです。

腸を動かす食べ物②マグネシウム

マグネシウムはミネラルの一種で、腸管の働きをよくする作用があります。

ほかにも、「体温や血圧を調節する」「筋肉の緊張をゆるめる」「細胞のエネルギー蓄積・消費を助ける」など、生命活動を維持する酵素として、300以上もの働きを担っています。

明治初期、マグネシウムは、すでに酸化マグネシウムという薬として医療現場で使われていました。当初は胃薬（制酸剤）として利用されていましたが、1回に1000mg以上服用すると、便がやわらかくなり、以後、現在まで下剤としても使われています。

酸化マグネシウムを摂取し、これが腸管に入ると、このうちの40～60%は吸収されずに残ります。大腸は水分を吸収する役目を担っていますが、この残ったマグネシウムは大腸からの水分の吸収を阻害するため、腸の水分はふだんよりも多くなり、便の水分が多くなって便がやわらかくなるというわけです。

・マグネシウムを含む食品

マグネシウムが豊富な食材には、ひじき、昆布、落花生、玄米、納豆、カキ、カツオ、ほうれん草、干し柿、さつまいもなどがあります。

昭和初期までの日本食にはこうした食品が多く使われており、マグネシウムが不足することはありませんでした。しかし、現在では食生活がかたより、マグネシウムの摂取量は足りなくなってきています。

マグネシウムを多く含む食べ物

ひじき（干）	620mg
焼のり	300mg
きな粉（全粒大豆）	240mg
昆布（塩コンブ）	190mg
わかめ（生）	110mg
落花生	100mg
あさり（生）	100mg
玄米	110mg
納豆	100mg
カキ（貝類）	74mg
カツオ（春獲り生）	42mg
ほうれん草（ゆで）	40mg
干し柿	26mg
さつまいも	25mg

※食品 100g あたりの含有量

食生活において、マグネシウムが注目されることはあまりありません。どちらかというと、カルシウムの摂取に注目が集まっているようです。

骨粗鬆症《こつそしょうしょう》の予防にということですが、じつはマグネシウムが不足してしまうと、カルシウムは筋肉のなかに入れず、筋肉の収縮がうまくいきません。また、骨はカルシウムだけではつくることはできず、マグネシウムとカルシウムのバランスを保っていくことが重要です。

マグネシウムは、甘いものの食べ過ぎや、運動などによる発汗、ストレスで消費されやすいため、腸の健康だけでなく、全身の健康のためにも意識してとりましょう。

厚生労働省が推奨するマグネシウムの摂取量は、1日あたり700mgが上限とされていますが、最低500mgはとったほうがよいと思います。172ページの表を参考にして、マグネシウムが豊富な食材から1日に最低1品は食べるようにしましょう。

腸を動かす食べ物③グルタミン

小腸の栄養分として欠かせない栄養素がアミノ酸の一種である「グルタミン」です。グルタミンは小腸の周囲のリンパ球の栄養分となりますし、また小腸の粘膜を修復したり、粘膜の細胞の働きを高めて吸収をうながしたりもしてくれます。

また、グルタミンは大腸を動かすエネルギー源としても使われます。大腸を動かす最大の物質は、食物繊維が腸内細菌によって分解されてできる「酪酸《らくさん》」ですが、次がこのグルタミンです。酪酸やグルタミンは、大腸の粘膜上皮が円滑に働くエネルギー源ともなり、そのバリア機能を増強します。

グルタミンは体内で合成されますが、手術で絶食状態になったり、風邪にかかったり、ダイエットをしたり、さらに激しいストレスにさらされたりという緊急事態が発生すると、大量に消費されます。

これは小腸の免疫機構が働こうとして、グルタミンが使われるからです。**つまり、グルタミンが不足すると免疫力が低下してしまうのです。**

グルタミンは生魚や生肉、生卵、発芽大麦などに多く含まれています。40度以上の熱を加えると成分が変性してしまいますから、生か生に近い状態でとりましょう。

1日に何gとったらいいかの目安はまだありませんが、良質のたんぱく質を含む食品を意識してとることをおすすめします。ご飯に生卵をかけたり、刺身、良質の肉であればタルタルステーキもいいでしょう。

野菜や果物は積極的に

大腸がんと食事に関する疫学調査では、「野菜や果物は、きわめて摂取量が少ない場合には大腸がんのリスクが増加する。つまり通常量を摂取していればよい」という見方が主流です。

いっぽう、野菜や果物に、がん全体の予防効果があることは確認されています。「世界がん研究基金によるがん予防のための提言」（２０１１年度版）には、がん予防のための提言として、野菜や果物の摂取がすすめられています。

ところが、外来で多くの患者さんから食事の内容を聞いてきた経験では、とくに若い方たちで、通常量（野菜と果物を合わせて1日に４００〜８００g）を摂取できている人はほとんどいないでしょう。実際、患者さんからは「果物はほとんど食べません」などと聞くことが多いのです。

ときどき「果物のかわりに１００％果汁のジュースを飲んでいます」という方もいますが、ジュースは加工品であり、生の果実に比べると食物繊維やビタミン類などはどうしても不足します。

若い方に限らず、すべての年代で「果物や野菜は不足がちである」という結果も出ています。

厚生労働省が実施している国民栄養調査によると、２０１７年の１日あたりの平均摂取量は野菜が２８８g、果物が１０７gで、４００gにギリギリ届くかという値です。野菜や果物を積極的に食べている60〜69歳の方々でさえ、449g（野菜が320g、果物が129g）です。

・野菜、果物にはフィトケミカルが多い

野菜や果物ががん予防によいという理由はいくつかあります。これまであげてきた食物繊維やオリゴ糖は、野菜や果物に多く含まれています。

また、**野菜や果物には「フィトケミカル」が多いことも、そのひとつです。**

「フィト」はギリシャ語で「植物」、「ケミカル」は英語で「化学」。つまり、フィトケミカルとは「植物に含まれる化学成分」を意味しています。

たとえば、抗酸化物質が豊富に含まれている植物や野菜は、雨にさらされても簡単にはくさりません。また、動物や虫に食べられないために、独特のにおいや苦味などをもっているものもあります。

これらの性質は、雨風のなか、あるいは太陽にさらされつづけるという過酷な環境のなかで、種の保存のために獲得した自己防御本能ともいわれています。

効力をもつフィトケミカルは、数千年間にわたって薬として使用されてきました。

古代ギリシャの医師、ヒポクラテスは、ヤナギの樹皮を風邪薬として処方していたと伝えられていますが、その成分は抗炎症成分のサリシンで、これがのちにアスピリンの開発へとつながりました。また、抗がん剤のタキソールは、セイヨウイチイの木から発見されたフィトケミカルです。

近年では、**トウモロコシの黄色い成分であるルテインや、トマトの赤色の成分であるリコピン、ブドウに含まれるアントシアニンなど、さまざまなフィトケミカルが発見されてきています。これらには活性酸素を抑える抗酸化成分を含むものが多く、その抗がん作用が注目されています。**

それだけに、野菜や果物は積極的にとっていきたいものです。

現在、存在が確認されているフィトケミカルは約９００種類といわれ、今後のさらなる研究が期待されます。

・野菜には葉酸も多い

野菜に含まれる「葉酸」にも、大腸がん予防の働きがあるといわれています。

葉酸はビタミンB群の水溶性ビタミンで、細胞の分化に不可欠である栄養素。この葉酸を多くとっている人（男性）のほうが、大腸がんのリスクが低下するという結果が出たのです。**葉酸にはどうやら、がん発生のもとになる傷害された遺伝子を修復する働きがあるようです。**

また、「スプラウト（食べられる発芽野菜の総称）」が注目されていますが、とくに発芽ブロッコリーの作用が強いといわれています。ブロッコリーをはじめとするアブラナ科の野菜（キャベツやカリフラワーなど）も、大腸がんの予防効果があるようです。

１９９０年代、アメリカのジョンズ・ホプキンス大学のグループが、ブロッコリーから体内の解毒酵素を活性化する働きをもった「スルフォラファン」という化学物質を抽出しました。この物質をラットに投与したところ、発がん物質を使って人工的に誘発させたがんの発生率が低下したのです。

その後の研究で、同じブロッコリーでも、発芽して3日目くらいの新芽ブロッコリーに、このスルフォラファンが10～100倍も多く含まれていることがわかりました。

さらに、大腸内視鏡検査をおこなう臨床医として述べておきたいのは、老廃物である便がたまりやすい直腸とS状結腸に大腸がんの6～7割が存在するという事実です。**便秘を防ぎ、老廃物を早く排出するためには、腸管を動かす食物繊維が欠かせません。**

このような理由からも、野菜はなるべく多く食べたほうがいいと、私たちは確信しています

魚はがんの発症を抑える

グリーンランドに住むエスキモーたちの食事は、アザラシなどの海獣や魚類から多量の脂肪をとることが特徴です。にもかかわらず、大腸がんをはじめと

する欧米型の病気が少ないことが、以前から注目されていました。

アメリカやオーストラリアでおこなわれた別の調査でも、魚の摂取量が多いほど大腸がんの発生頻度が低いことが明らかになっています。さらに動物実験でも、魚の油あるいはその主要構成脂肪酸である「エイコサペンタエン酸（EPA）」「ドコサヘキサエン酸（DHA）」が、大腸がんの発生を抑制することが報告されました。

EPAやDHAが大腸がんの発症をなぜ抑えるかというくわしいメカニズムは、まだ明らかになってはいません。ですが、ひとつの理由として、**「魚中心の食生活では、肉食にくらべ、発がんを促進する因子である胆汁酸が減る」ことが指摘されています。**

また、少し難しい話になりますが、人間の体を構成する細胞には、細胞のなかと外をへだてる細胞膜というものがあり、この細胞膜が私たちの細胞の機能を保つために重要な役割をしています。

魚の油であるEPAやDHAに代表される「n－3系脂肪酸」は、この細胞

膜の受容体の反応や膜の透過性を変化させ、発がんを促進する因子の反応を抑える可能性が指摘されています。

このほか、ＥＰＡやＤＨＡが細胞膜にとりこまれると、「プロスタグランジン」という生理活性物質の産生が減るという指摘もあります。プロスタグランジンは痛みの原因となると同時に、がん発症の引き金になる因子としても知られています。

また、魚の油に多く含まれるｎ－３系の脂肪酸は、グルタミンと同様に腸管免疫の健康を維持するために欠かせない物質です。

日本人も１９９０年代までは比較的、魚をたくさん食べていて、全摂取カロリーの６％は魚の油から得ていました。しかし、現在では魚の摂取量は非常に減ってきており、このことが大腸がんの高い発症率とかかわっている可能性もあるでしょう。

日々の食材に、意識して魚をとり入れる必要があるのです。

地中海式和食のピラミッド図

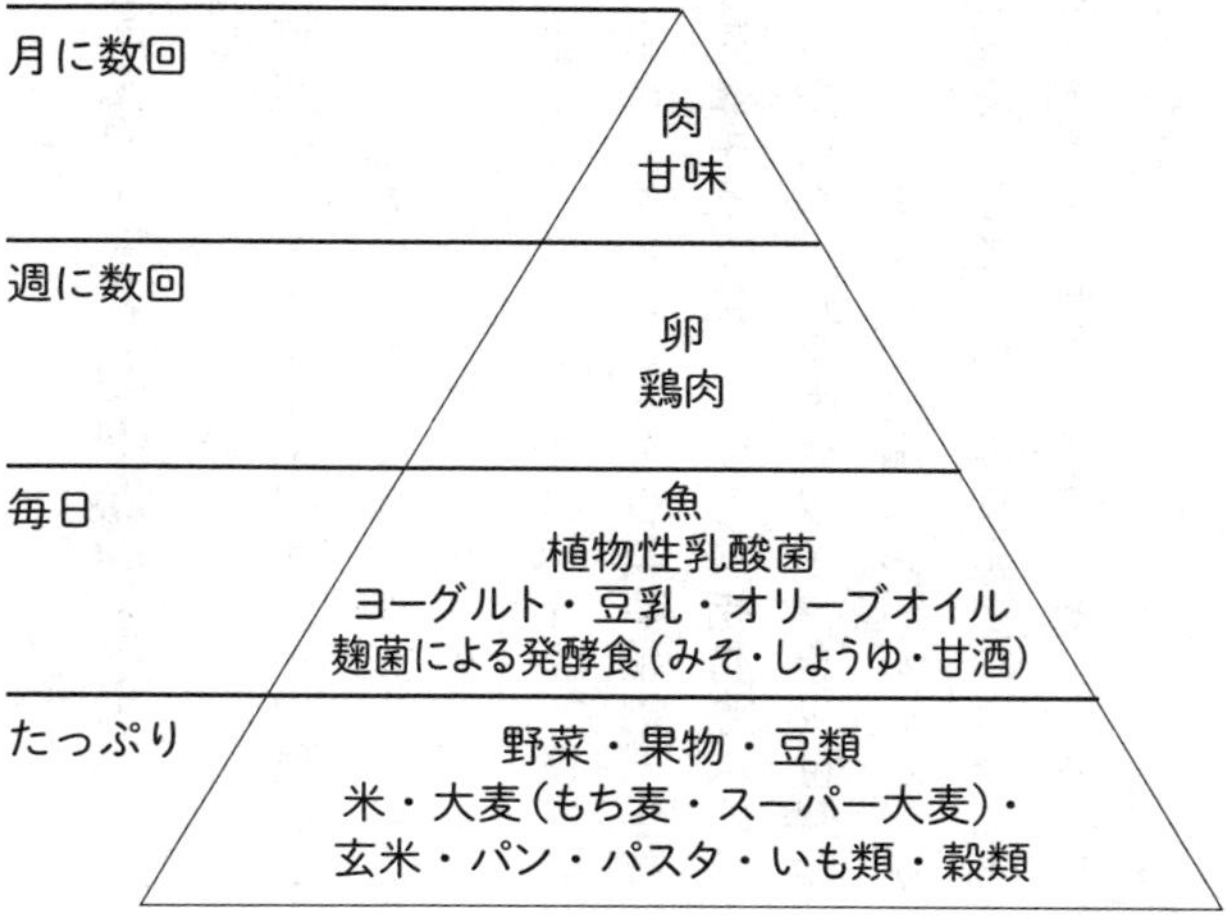

（松生試案）

腸の働きをよくする地中海型食事

食物繊維、野菜、果物、オリーブオイルや魚など、大腸の働きをよくする食材を紹介してきました。これらをまとめてとることができるのが「地中海型食事」です。

地中海型食事とは、ギリシャやスペイン、南イタリアなど、地中海沿岸地方の伝統的な食事スタイルのこと。**野菜や果物、全粒粉のシリアルやパン、パスタ、ナッツ・豆類を多く食べ、おもな脂肪源はオリーブオイル、魚や鶏肉は食べるが赤身肉は少なく、食事中にワインを少量飲む、という食事法です。**

1960年代、ミネソタ大学の教授であるキーズ博士らは、「7カ国研究」と呼ばれる研究を通じて、地中海型食事が健康にとてもよいことを示しました。

この研究では、地中海型食事を習慣とする地域のなかでも、ギリシャのクレタ島の人々について、オリーブオイルが中心となって非常に脂肪の摂取量が多いにもかかわらず、心臓疾患などでの死亡率が低いことを報告しています。

その後の研究で、**地中海型食事が、心臓疾患のほか糖尿病やがんなどの発症率や死亡率の低下にかかわっていることがわかってきました。**

信頼性の高い最新の報告は、２００８年に医学雑誌で報告されています。これはアメリカやギリシャなどでおこなわれた件の報告をまとめて解析したもので、合計１５７万４２９９人を3～18年かけて追跡調査したものの総括です。

この調査では、地中海型食事をきちんと食べていると、死亡リスクが有意に下がるという結果が出ました。

また、全死亡率で9％、心臓や血管の病気での死亡率が9％、がんの発症やがんによる死亡率が6％、パーキンソン病やアルツハイマー病の発症が13％も減るという結果が出ています。

地中海型食事はいうまでもなく、日本でもイタリア料理として定着し、多くの女性に親しまれています。和食との共通点も多く、和食とうまく組み合わせてメニューにとりいれれば、大腸の働きがよくなることはもちろん、健康にもたいへんいい食生活となります。

このような、和食と地中海食をうまく組み合わせた食事を、私は「地中海式和食」と名づけました。183ページのピラミッド図を参照して、ぜひご家庭でも取り入れてみてください。

腸にいい飲み物、ペパーミントティー

ペパーミントも、消化管の働きをよくする作用があることで、古くから知られています。

便秘がつづくと、腸内にガスがたまっておなかが張ってきます。このガスは70％が口から飲みこんだ空気で、残りは血液中から拡散したガスや腸内で発酵したものです。

健康な人では、1回につき50～500ミリリットル、7～20回のガスが出ます。これだけの量がたまってくるのですから、苦痛はかなりのもの。慢性便秘

の患者さんのなかには、おなかが張ってスカートやズボンがはけない人もいます。とくに、横行結腸にガスがたまると、胃が圧迫され、胃炎や逆流性食道炎の症状や胸やけなどを起こすのです。

このような症状に、ペパーミントはとてもよく効きます。ドイツなどヨーロッパでは、腹部膨満感に対してペパーミントをとるのが日常的です。

腸にペパーミントがいい理由は、主要成分のメントールがカギとなっています。便秘の際に不快感のもとになるのは、腸の筋肉の収縮であり、セロトニン、サブスタンスＰ（タキキニンの一種で、痛覚の伝達物質）、カルシウムなどの働きによるものです。

メントールはこのうちのカルシウムに働き、腸の筋肉の収縮をやわらげリラックスさせることで、便秘を改善します。

ティーバッグのペパーミントでペパーミントティー３００ミリリットルをつくり、オリゴ糖を5～10ミリリットル入れて飲むとよいでしょう。

朝起きがけにコップ1杯の水

水分は、とくに朝にとりたいものです。目覚めには、必ず水分補給をしましょう。冷え症や胃が弱い人を除いては、冷たい水がおすすめです。

朝の水分が大事なのは、寝ているあいだに失われた水分を補給するためだけではありません。腸管を動かすという意味でも、とても大切です。

まだ何も食べ物が入っていない空《から》の状態の胃に、冷たい水が入ると、胃が刺激され、大腸に「ぜん動運動を始めなさい」という信号が送られます。

食べたり飲んだりすることで摂取する水分量は、1日あたり約2リットルといわれています。さらに口のなかの唾《だ》液が1・5リットル、胃液として2リットル、膵《すい》液1・5リットル、胆汁0・5リットル、腸から分泌される腸液が1・5リットルで、合計9リットルとなります。

いっぽう、体内に吸収される量は8・9リットルで、残りが便に吸収されますので、引き算をすると、便中には1日あたり0・1リットルの水が含まれる計算です。

つまり、**摂取する水分が少ないと、便が硬くなってしまうのです。水分の摂取量は、1日あたり1・5〜2リットルくらいを目安にしましょう。**

とくに、汗で水分が失われる夏は要注意。意外にも、夏場は便秘が悪化する人が多いのです。汗でどんどん水分不足が失われてしまうのが原因のひとつですから、通常より多めに水分をとるように心がけましょう。

補給する水分は水道水でももちろんよいのですが、便秘がちな方や、おなかが張って苦しいなど腸の動きが悪い方は、前項のペパーミント入りの飲料やミネラルウォーターをおすすめします。

ミネラルウォーターには、ナトリウムやカリウム、マグネシウムといったミネラルが豊富に含まれています。とくにマグネシウムは腸管によく働き、腸管の神経細胞を回復させたり、腸から水分を引き出したりするなど、便をやわらかくする作用が期待できます。便秘薬の一種であるマグネシウム製剤も、こうした働きを利用しています。

腸によくない食べ物①n－6系の脂肪酸

大腸がんは、食事とのかかわりが深いがんです。さまざまな研究から、大腸がんの要因となる食事としては、よくいわれているように、脂肪や肉類のとり過ぎが問題となることはほぼ確実なようです。

脂肪をとり過ぎると、胆汁酸が増えます。胆汁酸は肝臓から出て腸に流れこむ消化液で、胆汁といっしょに分泌される化合物ですが、これが大腸がんの発症を促進させるのです。

肝臓で、コレステロールから最初の胆汁酸である「一次胆汁酸」がつくられ、胆汁に分泌されます。

一次胆汁酸は、小腸の上部で脂肪の消化にかかわったあと、65～95％は小腸の末端で吸収され、その残りが大腸にいきます。そこである種の酵素によって

「二次胆汁酸」という物質になり、このあと大腸で再吸収されます。この二次胆汁酸が、発がんをうながすのです。

二次胆汁酸は脂肪の多い食事をしている人に多く、欧米人のうち大腸がんのハイリスク群に属する人たちの便を調べると、胆汁酸の濃度が高いのです。菜食主義など、欧米人でも大腸がんのローリスク群といわれる人たちでは、二次胆汁酸が低い値にとどまっています。

ところで、ひとくちに脂肪といっても、その種類によって大腸がんへの影響には違いがあります。

具体的にいいますと、**いちばん問題になるのは、お菓子やパンなどにたくさん含まれる脂質、リノール酸に代表される「n－6系」という脂肪酸です。**

n－6系は、脂肪の主成分である脂肪酸の一種です。脂肪酸には、ラードやバターなど動物性食品に多く含まれる「飽和脂肪酸」と、植物油や魚に多く含まれる「不飽和脂肪酸」があります。

後者の不飽和脂肪酸のなかで、私たちの体内では合成できない「必須脂肪酸」は、さらに2種類に分けられます。それが187ページで述べた「n−3系」と、それから「n−6系」です。

n−3系には、サバやイワシなど青背の魚に多いエイコサペンタエン酸（EPA）やドコサヘキサエン酸（DHA）、シソ油に多いα−リノレン酸があります。α−リノレン酸は、体内でEPAやDHAに変化します。

n−6系の代表は、植物油に多く含まれるリノール酸です。リノール酸は、体内でおもに「アラキドン酸」という脂肪酸に合成されます。

このn−6系脂肪酸が代謝の過程でうみだす、生理活性物質の「プロスタグランジンE2」という物質が、がん化を促進するのではないかと考えられています。これに対し、n−3系脂肪酸は、この発がんプロセスを抑えて、発がんを抑制する可能性が指摘されています。

ですから、脂肪のとり過ぎが問題ではなく、摂取する脂肪の質が重要なのです。

リノール酸は、お菓子やパンなどを中心に、いわゆる欧米食に多く含まれていて、知らず知らずのうちにとり過ぎている傾向があります。

動物性脂肪とともに、リノール酸などのn－6系脂肪酸もとり過ぎないように注意し、魚などをたくさん食べてn－3系をできるだけ多くとるようにしましょう。

腸によくない食べ物②赤身肉

赤身肉は、大腸がんになりやすい食事のひとつです。赤身肉とは、牛肉や豚肉の中で脂肪の少ない「ももの部分」などをさします。鶏肉にも赤身と呼ばれる部分がありますが、こちらは対象外と考えていいでしょう。

スペインの地中海に浮かぶマヨルカ島で、大腸がん（結腸がんと直腸がんを合わせた）の患者286人と、がんを発症していない健康な295人を対象に、それぞれのグループがどのような食生活をしているかを調べた研究があります。

この結果、大腸がん患者のグループでは、赤身肉の摂取量が明らかに多いことがわかりました。

さらに直腸がんについては、赤身肉に加えて乳製品のとり過ぎもリスクになる可能性が指摘されました。2011年の報告書には「大腸がんのリスクを確実に上げる要因」と記されています。

なぜ、赤身肉ががんのリスクとなるのでしょう？

ひとつには、肉には脂質、なかでもコレステロール値を上げる飽和脂肪酸が多いため、多くとるとメタボリックシンドロームなどを引き起こすことがあげられます。

肉を焼くことによってつく「こげ」も問題となります。こげ、とくに肉のこげには発がん物質が多く含まれています。実際、しっかりと火を通した肉（ウェルダン）を好む人のほうが大腸がんになりやすい、という報告もあります。

さらに、赤身肉には鉄分が多く含まれています。適量の鉄分は必要ですが、鉄と脂質がいっしょになることは問題です。脂質と鉄分が組み合わさることで、活性酸素を発生しやすくなるからです（鉄の酸化で「フェントン反応」といいます）。

活性酸素は、生きていくために必要不可欠な「酸素」が変化してできる物質です。活性酸素が多く発生すると、体内の細胞や組織などが酸化して損傷し、老化やがんなどの引き金になります。

腸によくない食べ物③ファストフード

ファストフードの代表的な食べ物であるハンバーガーは、牛肉のミンチが材料で、赤身肉が中心です。週に何回も食べるようなことは控えましょう。

アメリカでは、大腸がんが多い原因のひとつにファストフードがあげられていますが、このままいくと日本人も同じようなことになりかねません。

肉食が大腸がんに影響をもたらすことの科学的根拠として、よくハワイに移住した日系人の例が報告されます。ハワイの日系人の大腸がん発症率は日本人よりも高く、欧米人（白人）と同程度であった、という報告です。

ハワイでは、ハンバーガーやステーキなど牛肉を使った料理が多く、野菜はレタスなどの生野菜を食べる程度です。こうした食生活が大腸がんの発症に大きく影響している、と考えられています。

また、ファストフードばかりでは食物繊維が不足し、便秘になりやすいことにも注意しなければなりません。さらにファストフードは脂肪が多いことから、体内のＬＤＬ（悪玉コレステロール）を高めたり、糖尿病を起こしやすくしています。

つまり、メタボリックシンドロームの発生にもつながってくるのです。メタボリックシンドロームは大腸がんの発症にも関係しているといわれています。

また最近の研究では、ファストフードが、潰瘍性大腸炎やクローン病のリスクになるとも指摘されています。

腸によくない食べ物④アルコール

アルコールは肝臓だけでなく、消化器にさまざまな悪影響をおよぼします。

さらに、口腔がんや舌がん、咽頭がん、食道がんのリスクも高めます。濃いアルコールによってこれらの部位の粘膜が傷つけられることと、アルコールを分解する「アセトアルデヒド」が悪さをするからです。

アルコールは肝臓で代謝されてアセトアルデヒドになり、最終的に解毒され、水と炭酸ガスになります。この中間物質であるアセトアルデヒドが腸壁を刺激したり、細胞を傷つけたりすることで、がんの発生を高めると考えられています。

大腸がんについても、こうした理由から発症リスクにつながると考えられます。最近の疫学研究をみますと、ほとんどの研究において、アルコールは大腸がんの促進因子となる結果が出ています。

日本では「厚生労働省研究班による多目的コホート研究」があります。この調査では男性の場合、1日平均1合以上の飲酒者は、お酒を飲まない人にくらべて大腸がんの発生率が高いという結果でした。

潰瘍性大腸炎のリスクになる食事

厚生労働省の研究班は、潰瘍性大腸炎の患者さんに「発病の5年前にどのような食生活を送っていたか」というアンケート調査をおこなっています。

それによると、パン、チーズ、肉類、ハム・ソーセージなどの加工食品、バターやマーガリンなどの油を多くとっていたことがわかりました。こうした北米や北ヨーロッパ型の食事を多くとっている人は、そうでない人にくらべ、1・71倍の確率で潰瘍性大腸炎になりやすいと報告されています。

さらにチョコレートやキャラメル、スナック菓子、ケーキ、アイスクリームなどの甘いものをよく食べる人は、そうでない人にくらべ、1・22倍の確率で潰瘍性大腸炎になりやすいという結果でした。

いっぽうで、野菜や果物をたくさん食べる人は潰瘍性大腸炎を発症しにくいという結果も出ています。クローン病、潰瘍性大腸炎は、肉類にかたよった食

転移予防のためのがん患者の食生活指針

要因	前立腺がん	乳がん	肺がん	消化器がん（大腸がん）
食品衛生（調理時の衛生）や冷凍保存など	A1	A1	A1	A1
治療期間中の意図的な減量（肥満の場合）	E	E	E	E
回復後の意図的な減量（肥満の場合）	B	A2	B	A3
脂肪を減らす	A3	A2	B	A3
野菜と果物を増やす	B	A3	A2	A2
運動量を増やす	A3	A2	B	A2
アルコールを減らす	B	A3	B	A3
断食療法	D	D	D	D
マクロビオティック療法	C	C	C	C
ベジタリアンの食事	A3	A3	A3	A2
亜麻仁油	B	B	B	B
魚油	B	B	B	A3
しょうが	B	B	B	B
大豆食品	C	C	B	B
お茶	B	B	B	B
ビタミンとミネラルのサプリメント	A3	B	C	B
ビタミンEのサプリメント	A3	B	B	B
ビタミンCのサプリメント	B	B	B	B
βカロチンのサプリメント	C	C	E	C

A1＝利益が証明されている
A2＝おそらく利益があるが、証明はされていない
A3＝利益の可能性があるが、証明はされていない
B＝利益やリスクについて結論するだけの十分な知見がない
C＝利益の可能性を示す知見と有害な可能性を示す知見が両方ある
D＝利益がないことを示す知見がある
E＝有害なことを示す知見がある

（2001年、米国対がん協会）

生活が原因の生活習慣病と考えられるのです。

大腸がんの再発・転移を防ぐ食事

大腸がんの再発（転移）が、がん細胞の性質によるのか、またはその人の体質なのか、生活習慣の影響によるのか、くわしいことはまだ研究段階です。しかし、**ほかのがんと比較しますと、「大腸がんがとくに食事と関係の深いがん」であることは明らかです。**

そこで再発予防のための食事についてですが、2001年に米国対がん協会が発表した「がん患者の食生活指針」がひとつの目安になりますので、本章の最後にご紹介したいと思います。

食生活指針はがんの種類別に発表されていますが、この食生活指針は「消化器がん」として紹介されているものです。

食材については、ほかのがんとくらべて、大事な項目として、「野菜と果物を増やす」「ベジタリアンの食事」が「おそらく利益がある」と証明されています。

指針には、ここまでお話ししてきた「腸にいい食事」と重複する部分も多くあります。また、民間療法として有効と思われていたものが、「利益がない」とされているものもあります。

大腸がんになられた方は、まずはこの指針を参考に、食事を工夫されることをおすすめします。

熟練した医師による、痛くない大腸内視鏡検査が受けられる施設

日本橋レディースクリニック
東京都中央区日本橋室町1-5-2東洋ビル8階
電話03-3516-3150
http://nl-clinic.jp

保健会館クリニック
東京都新宿区市谷砂土原1-2
電話03-3269-1151
https://www.yobouigaku-tokyo.or.jp/hokenkaikan

武蔵小山胃腸内視鏡クリニック
東京都品川区小山4-13-13
http://www.msk-cl.com/

さたけクリニック
東京都大田区大森北4-10-2
電話03-3761-5419
http://www.satake-cl.com

ムラタ胃腸内視鏡クリニック
東京都三鷹市下連雀3-2-1
電話0422-76-7747(予約専用ダイヤル)／0422-26-8865(お問い合わせ)
https://www.muratakai.net

すぎさか胃腸クリニック

東京都調布市仙川町1-50-1パール仙川Ⅲ3階
電話03-5315-8858
http://www.sugisaka-clinic.com

なかじょう内科

東京都西東京市住吉町3-9-8 ひばりヶ丘メディカルプラザ2階
電話042-438-6117
http://www.nakajo-naika.com

さとうクリニック

千葉県船橋市前原西4-17-16
電話047-472-1727
http://www.sato-clinic-tcs.com/

土屋外科内科医院

千葉県いすみ市大原7552
電話0470-62-0007
http://tsuchiyageka.or.jp/

鶴見東口やはらクリニック

神奈川県横浜市鶴見区鶴見中央1-19-4 メディカルプラザD鶴見2F
電話045-642-3710
http://www.tsurumi-cl.com

こがね町すこやかクリニック

神奈川県横浜市南区西中町2-31
電話045-231-0656
https://www.kogane-sukoyaka.net/

上大岡畠山クリニック

神奈川県横浜市港南区上大岡西1-16-19
上大岡エントランスビル2階
電話045-848-2525
http://hatakeyama-clinic.jp/

井上胃腸内科クリニック

神奈川県横浜市港北区綱島西3-2-20 綱島別所プラザ2階
電話045-540-7754
https://www.f-inoueclinic.jp/

鎌倉医院

神奈川県横須賀市野比2-29-22
電話046-848-1896

篠ノ井鈴木医院

長野県長野市里島88
電話026-261-1515

かんやまクリニック

大阪府門真市末広町1-11
電話06-6780-3600
https://kanyama-clinic.net

ヘンミ胃腸内視鏡・内科クリニック

大阪府豊中市栗ケ丘町9-40
電話06-6855-8600
https://hemmi-ge.com/

礒崎医院

兵庫県川西市南花屋敷4-6-16
電話072-759-7938

豊永医院

福岡県飯塚市吉原町1-9
電話0948-22-5423
http://www.toyonaga.org

松島クリニック

神奈川県横浜市西区伊勢町3-138
電話045-241-7311
http://www.matsushima-hp.or.jp/clinic/

松島クリニック汐留

東京都港区海岸1-1-1 アクティ汐留2階
電話03-3437-7311
http://www.matsushima-hp.or.jp/shiodome/

松生クリニック

東京都立川市羽衣町2-12-27
電話042-522-7713
http://matsuikeclinic.com/

執筆者紹介

◉西野晴夫（にしの・はるお）

1950年東京都生まれ。松島クリニック院長。医学博士。

1977年東京慈恵会医科大学卒業。同大学内視鏡科講師などを経て1987年より現職。松島クリニックは年間18000件の大腸内視鏡検査、3000件の大腸内視鏡手術と国内トップクラスの実績をもつ。日本消化器内視鏡学会認定専門医・指導医、日本大腸肛門病学会認定専門医・指導医。日本消化器病学会認定専門医、人間ドック認定医など。共著に『消化管癌検診の最前線』（金原出版）などがある。

http://www.matsushima-hp.or.jp/clinic/

◉鈴木康元（すずき・やすもと）

1955年東京都生まれ。松島クリニック診療部長。医学博士。

1980年東京慈恵会医科大学卒業。同大学第三病院内科助手を経て現職。2014年大腸ポリープ診療ガイドライン作成委員。2019年第57回日本消化器がん検診学会大会会長。専門は大腸内視鏡検査の普及と大腸がん検診。大腸内視鏡検査は現在までに約７万件施行。日本消化器がん検診学会指導医・代議員。著書に『大腸内視鏡挿入攻略法』（南江堂）などがある。

◉松生恒夫（まついけ・つねお）

1955年東京都生まれ。松生クリニック院長。医学博士。

1980年東京慈恵会医科大学卒業。松島病院大腸肛門病センター診療部長などを経て、2004年松生クリニック開業。おもな専門領域は大腸内視鏡検査（現在までに5万件施行）、生活習慣病としての大腸疾患、地中海式食生活など。日本消化器内視鏡学会認定専門医・指導医。著書に『専門医がすすめる若返るための食事術』（二見書房）『知っておきたい腹痛の正体』（ちくま新書）など多数。

https://matsuikeclinic.com/

二見レインボー文庫

内視鏡《ないしきょう》の名医《めいい》が教《おし》える大腸健康法《だいちょうけんこうほう》

著者　西野晴夫《にしのはるお》／鈴木康元《すずきやすもと》／松生恒夫《まついけつねお》

発行所　株式会社 二見書房
東京都千代田区神田三崎町2-18-11
電話 03(3515)2311［営業］
03(3515)2313［編集］
振替 00170-4-2639

協力　狩生聖子
イラスト　井川泰年

印刷　株式会社 堀内印刷所
製本　株式会社 村上製本所

落丁・乱丁本はお取り替えいたします。
定価は、カバーに表示してあります。

ISBN978-4-576-19121-8
https://www.futami.co.jp/

本書は、2012年2月に小社が発刊した書籍を大幅に加筆修正したものです。

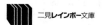